Sasha Walleczek

Schlank
mit der
Faustformel

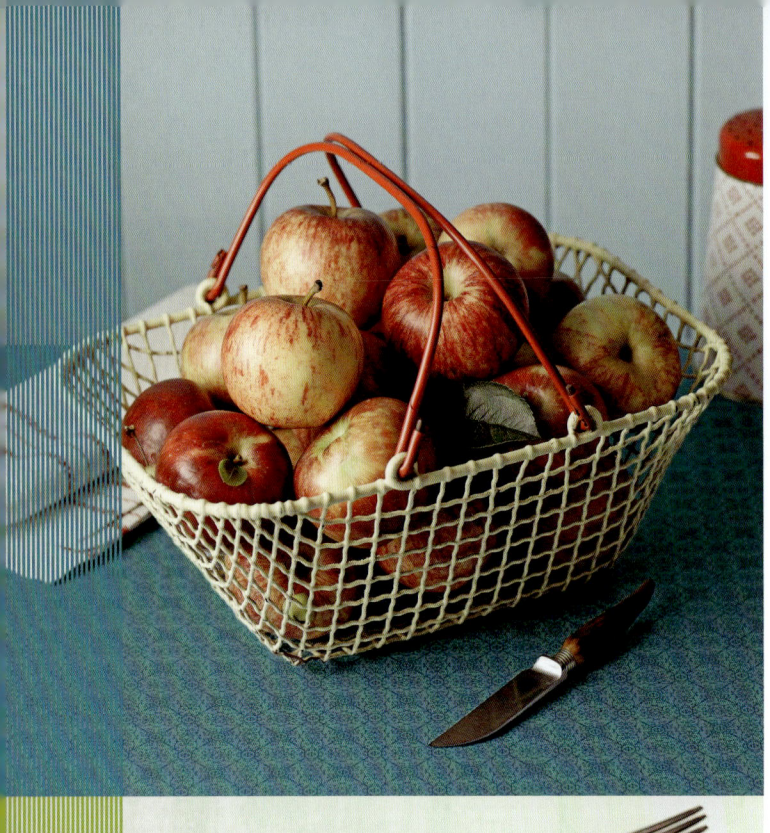

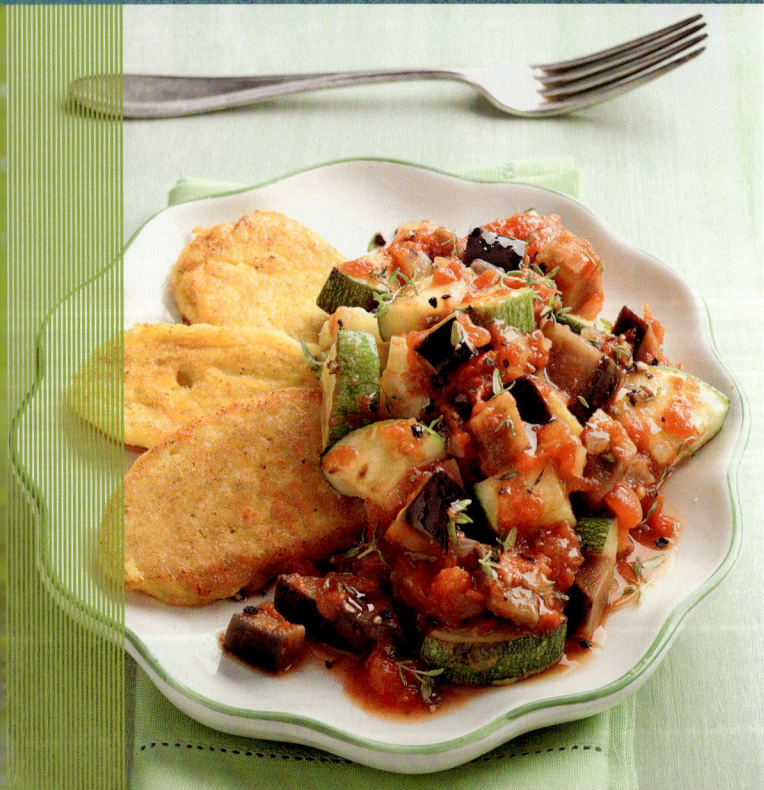

Schlank mit Genuss

4-Wochen-Power-Plan

Tipps & Tricks

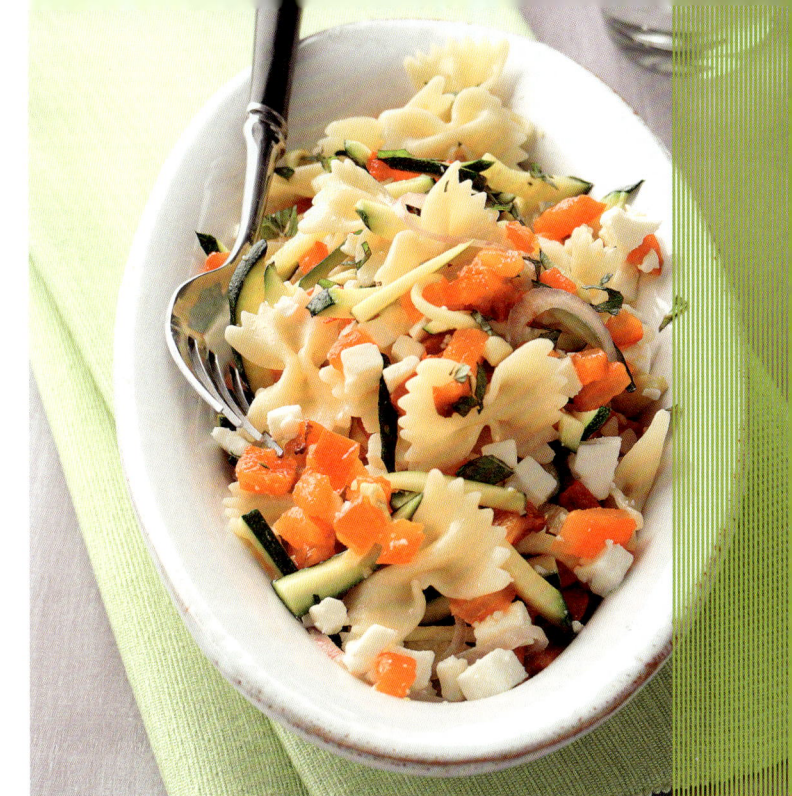

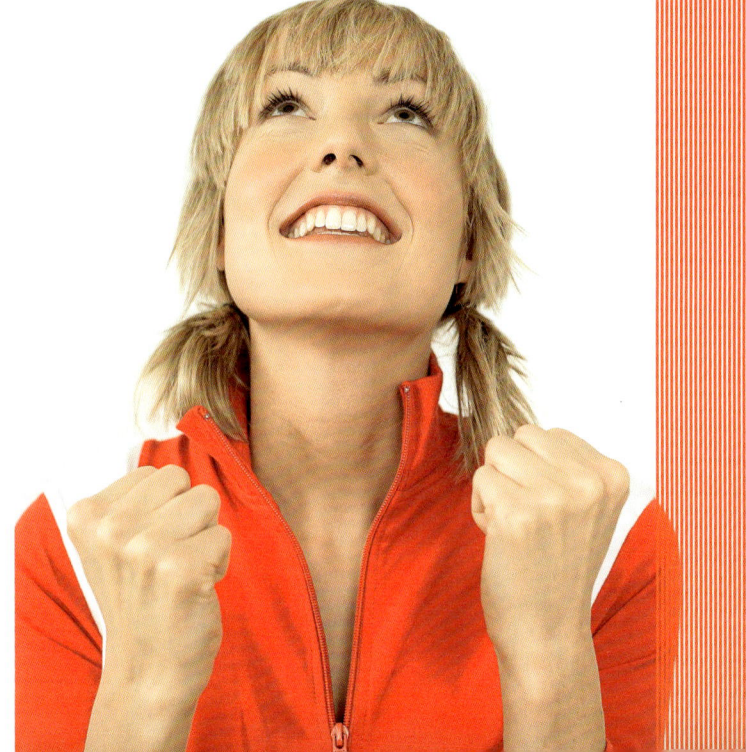

Ein Wort zuvor

Die Walleczek-Methode ist ein erfolgreiches Ernährungsprogramm, das im absoluten Einklang mit den Bedürfnissen des Körpers arbeitet. Sie beruht auf dem Credo: Gesunde Ernährung ist ganz einfach – und schmeckt gut! Mit den simplen Grundregeln, die ich für meine Kandidaten der TV-Sendung »Du bist, was du isst!« 2006 entworfen habe, haben diese damals in acht Wochen bis zu 20 Kilogramm abgespeckt. Seitdem wird die Methode durch die Zusammenarbeit mit vielen tausend Menschen ständig weiter verfeinert. Heute lässt sich die Walleczek-Methode auch unterwegs, bei einer Einladung, im Restaurant, auf Reisen und auch im Familienalltag leicht umsetzen – und jeder kann damit sein Wunschgewicht erreichen. Und das ganz einfach und ohne zu hungern! Außerdem gibt es kein mühsames Kalorienzählen, keine Tabellen, keine Punkte – und keine (Küchen-)Waage.

Das Beste daran: Es macht Spaß, jedes Gericht zuzubereiten. Denn die Zutaten sind frisch und lecker und die Mahlzeiten schnell auf den Tisch gebracht. Dabei sehen sie gut aus und schmecken einfach himmlisch. Ganz wichtig und auch das Geheimnis ihres Erfolgs ist: Bei der Walleczek-Methode handelt es sich nicht um eine Diät. Sie haben dafür auf den nächsten Seiten ein Ernährungsprogramm zur Hand, das Sie ab heute jeden Tag für sich, Ihre Familie und Gäste ganz einfach umsetzen können. Dabei beruht mein Ansatz ähnlich wie verschiedene andere Abnehmprogramme auf den Gesetzen des menschlichen Stoffwechsels. Eine Grundregel besteht beispielsweise darin, beim Essen und Trinken Insulinspitzen zu vermeiden und auf diese Weise den Blutzuckerspiegel zu stabilisieren. Das schont Ihren Stoffwechsel und hilft Ihnen zugleich, Fettdepots einzuschmelzen.

Zudem sind alle Regeln ganz unkompliziert. Das macht die Walleczek-Methode auch so einfach und alltagstauglich. Mithilfe dieses Programms können Sie zu jeder Mahlzeit essen, worauf Sie Lust haben, und garantiert so viel, dass Sie auch satt werden.

Nun sind die Grundregeln des Programms ganz einfach, aber jede einzelne hat ihre Bedeutung. Deswegen ist es umso wichtiger, dass Sie sie ganz genau beachten. Dazu gehört zum Beispiel auch, beim kleinen Hunger zwischendurch unbedingt etwas zu essen oder zu jeder Mahlzeit ein wenig Eiweiß zu kombinieren. Wenn Sie neben Ihrer Ernährung auch noch auf einen aktiven Alltag achten, dann tun Sie viel für sich, Ihre Gesundheit und natürlich auch für Ihre Figur. Ein extremes Sportprogramm ist nicht notwendig, um mit dem Walleczek-Programm sicher langfristig abzunehmen.

Mit einer Ernährungsumstellung auf die Walleczek-Methode sind Sie für den Rest Ihres Lebens auf der sicheren Seite und werden nie mehr Gewichtsprobleme haben. Für genussfreudige Feiertage, Geburtstage, Weihnachten und andere Festivitäten ist übrigens mit der 80:20-Regel vorgesorgt. Sie lautet: Mach es die meiste Zeit richtig, dann kannst du hin und wieder tun und lassen, was du willst.

Ich wünsche Ihnen viel Erfolg beim Abnehmen und reichlich Genusserlebnisse,

Ihre

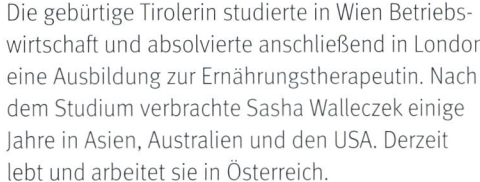

Die Autorin

Sasha Walleczek wurde durch die TV-Sendung »Du bist, was du isst« in Österreich einem breiten Publikum bekannt. Seit 2006 half sie mit ihrem Ernährungsprogramm nach der Faustformel in über 70 Hauptabendsendungen mehr als 100 Kandidaten erfolgreich beim Abnehmen. Ihr erstes Buch »Die Walleczek-Methode – Ohne Diät zum Wunschgewicht« wurde zwei Mal hintereinander zum beliebtesten Sachbuch des Jahres gewählt (Buchliebling »Gesundheit und Wellness« 2008 und 2009), »Die Walleczek-Methode – Das Kochbuch« wurde zum beliebtesten Kochbuch 2009 gekürt. Auch ihr Buch über Kinderernährung »Die Walleczek-Methode für Ihr Kind« (Tipps und Tricks für Gemüsemuffel und andere schwierige Fälle) war 2009 ein Bestseller. Ihr Hörbuch »Die Walleczek-Methode – das 4-Wochen-Programm für Frühling/Sommer« (erschienen 2010) erhielt als erstes Hörbuch Österreichs den Goldstatus, eine der wichtigsten Medienauszeichnungen. Neben ihrer Tätigkeit als Autorin leitet Sasha Walleczek Seminare und hält Vorträge, sowohl öffentlich als auch in Unternehmen. Ihr besonderes Interesse gilt, neben erfolgreichen Strategien zur Gewichtsreduktion, der optimalen Ernährung zur Vorbereitung auf eine Schwangerschaft und der Stressreduktion durch eine optimale Ernährungsweise.

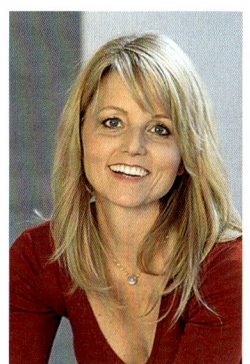

Die gebürtige Tirolerin studierte in Wien Betriebswirtschaft und absolvierte anschließend in London eine Ausbildung zur Ernährungstherapeutin. Nach dem Studium verbrachte Sasha Walleczek einige Jahre in Asien, Australien und den USA. Derzeit lebt und arbeitet sie in Österreich.

Mehr Informationen finden Sie auf Sasha Walleczeks Website (siehe Adressen, Seite 116).

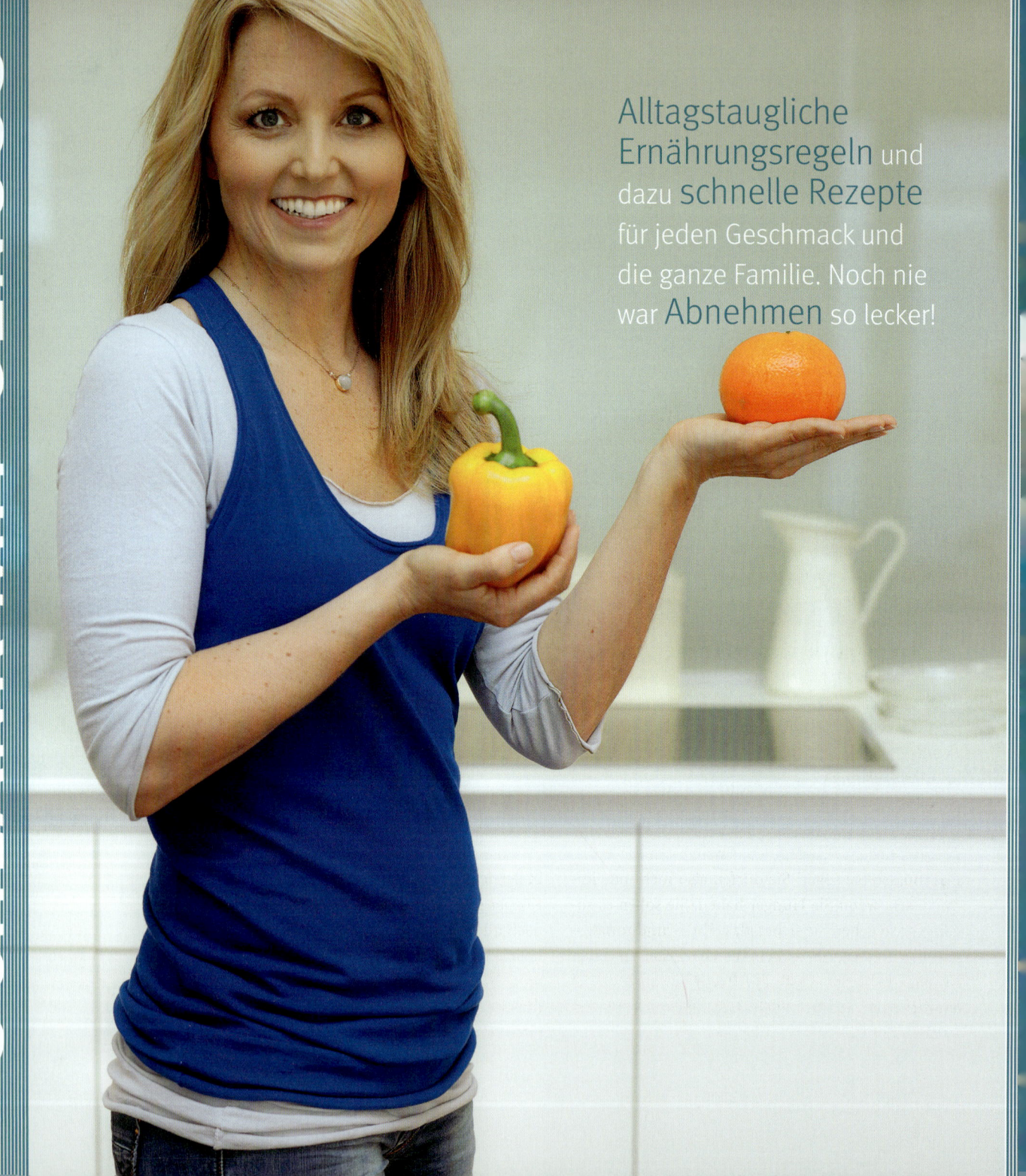

SCHLANK MIT GENUSS

Alltagstaugliche Ernährungsregeln und dazu schnelle Rezepte für jeden Geschmack und die ganze Familie. Noch nie war Abnehmen so lecker!

Abnehmen ist einfach

Genusserlebnisse für jeden Tag

Wirklich. Möchte man gar nicht glauben, wenn man sieht, wie wir als Gesellschaft immer dicker werden, oder? Doch es ist so: Ihr Körper will schlank und gesund sein, und wenn Sie ihn lassen, wird er das auch ganz von alleine. Die meisten gängigen Ernährungsprogramme arbeiten allerdings gegen den Körper, indem sie ihm gezielt Nahrung vorenthalten, ihn also »gesund und dünn hungern« wollen. Das funktioniert – wenn überhaupt – nur mit unglaublicher Disziplin, und nachdem wir Menschen im Allgemeinen nicht sehr diszipliniert sind, scheitern wir mit unseren guten Vorsätzen meistens.

Der Trick: schnelle Küche, frische Zutaten

»Schlank mit der Faustformel« bietet endlich die Alternative. Mein Prinzip funktioniert ohne Mühe und ohne Verzicht auf Genusserlebnisse. Stattdessen machen Sie sich die natürlichen Funktionen Ihres Körpers zunutze und dürfen sich dabei immer satt essen. Das müssen Sie sogar! Sie dürfen also nicht nur immer essen, wenn Sie Hunger haben, Sie sollen es sogar. Nur so gehen Sie sicher, dass Ihr Grundumsatz – also Ihr Kalorienverbrauch für die Erhaltung aller Körperfunktionen – stabil bleibt. Denn auch das ist ein wichtiger Punkt, um den Körper beim Abnehmen zu unterstützen.

Hauptsache satt …

Klingt zu gut, um wahr zu sein? Es wird noch besser: Auch all die Dinge, die normalerweise beim Abnehmen »streng verboten« sind, sind Teil meines erfolgreichen Abnehmprogramms. Zugegeben, Sie können nicht jeden Tag ein Sahneeis und eine Tüte Chips essen, aber hin und wieder ist nicht nur das drin, sondern auch das Feierabendbier und der Geburtstagskuchen. Zigtausende Menschen haben schon mit der Faustformel und der Walleczek-Methode abgenommen. Wenn Sie sich selbst einmal vom Ergebnis überzeugen wollen, finden Sie Erfahrungsberichte dazu im Internet (siehe Adressen, Seite 116).

… und so unkompliziert wie möglich

Abnehmen ist die einfachste Sache der Welt, denn eigentlich will Ihr Körper wie jeder andere auch schlank und gesund sein. Und ich verspreche Ihnen: Um dieses Ziel zu erreichen, müssen Sie keine komplizierten Listen führen oder schuldbewusst Fettpunkte, Kilokalorien oder Gramm zählen.

In 4 Wochen leichter

In den nächsten vier Wochen werde ich Ihnen jeden Tag zeigen, wie das geht. Im Grunde sollten Sie dabei nur auf Ihren Körper hören und das essen, worauf Sie gerade Lust haben. Nur haben wir unsere Ernährung in den letzten 50 Jahren sehr verändert. Die Folge: Ihr Körper gerät bei dieser Art des Essens und Trinkens nach und nach aus dem Gleichgewicht und kann deshalb keine klaren Signale mehr geben, was er wirklich braucht. Um sich wieder für seine tatsächlichen Bedürfnisse zu sensibilisieren, gibt es ein paar unkomplizierte Regeln, die ich Ihnen auf den nächsten Seiten

Schlank mit Genuss

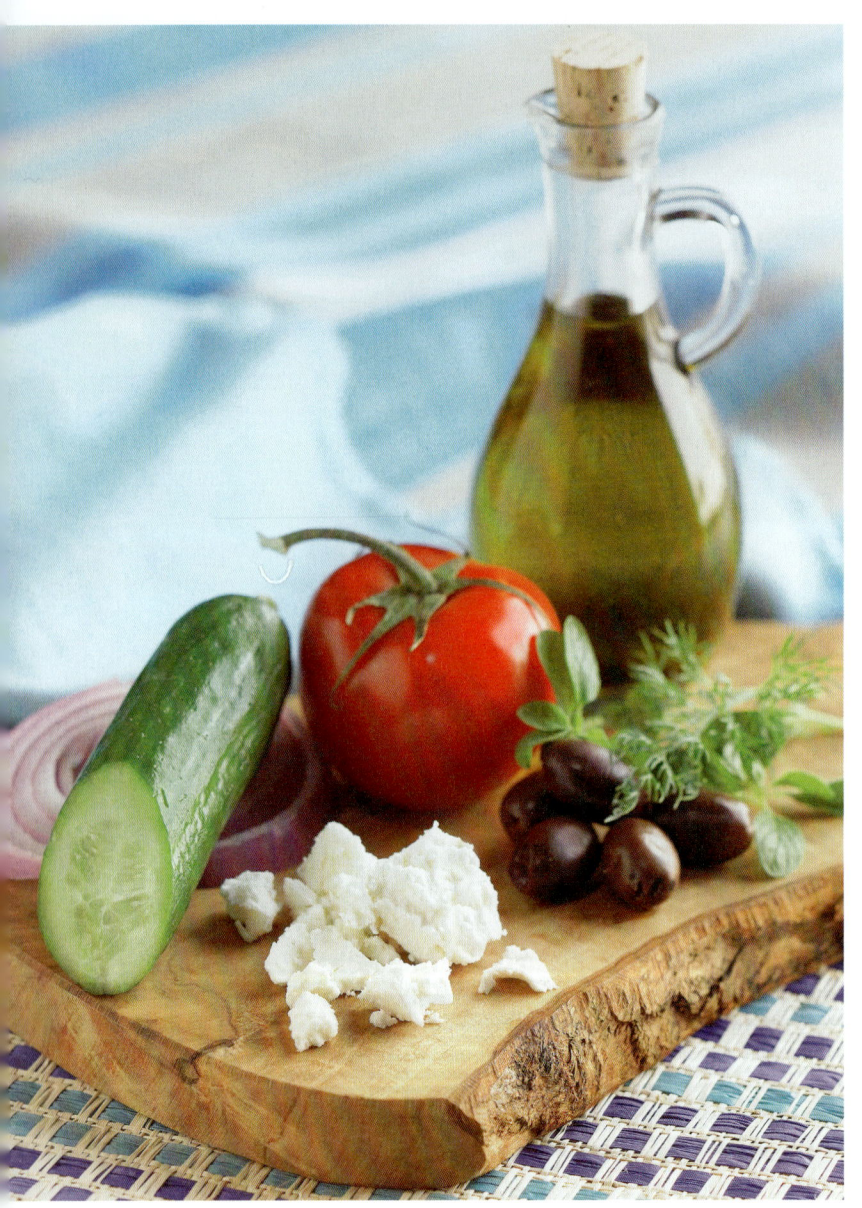

vorstelle. Dazu habe ich Ihnen Frühstücks-, Mittags- und Abendrezepte für vier Wochen zusammengestellt, damit der Anfang gemacht ist und Sie sich so jeden Tag ein bisschen mehr mit der Walleczek-Methode vertraut machen können.

So halten Sie Ihr Wunschgewicht

Danach fahren Sie einfach mit dem Ernährungsprogramm fort, das Ihnen zu diesem Zeitpunkt sicher schon in Fleisch und Blut übergegangen ist. Denn bei der Walleczek-Methode gibt es keine »Phasen«, in denen Sie mal mehr, mal weniger essen dürfen bzw. müssen. Ganz im Gegenteil: Sie sollten regelmäßig essen und sich den ganzen Tag satt und zufrieden fühlen. Nur so kann Abnehmen funktionieren.

Sie ernähren sich ab jetzt so, dass es Ihnen schmeckt und Sie davon satt werden – und das behalten Sie für immer bei.

Bei meinen Rezepten handelt es sich im Grunde nur um Anregungen, auf die Sie nach Belieben zurückgreifen. Sie können sich aber genauso gut selbst eigene Gerichte nach Ihrem Geschmack und nach den Regeln der Faustformel ausdenken. Deshalb hoffe ich, meine Ideen schmecken Ihnen und bringen Sie auf eigene kulinarische Kreationen! Ansonsten verlassen Sie sich auf Ihre Einfallskraft, spielen Sie mit Zutaten und Gewürzen und ändern Sie die Rezepte ruhig auch nach Ihrem Geschmack ab. Solange Sie sich dabei an die Faustformel und ihre einfachen Prinzipien halten, werden Sie auf jeden Fall Erfolg haben.

Wichtig: etwas Geduld und Konsequenz

Abnehmen ist ganz einfach – aber manchmal trotzdem nicht leicht. Es ist einfach, weil die Prinzipien und Regeln der Walleczek-Methode so beschaffen sind. Aber jeder Mensch ist auch ein Gewohnheitstier. Deshalb kann es Ihnen zu Beginn vielleicht nicht so leicht fallen, lieb Gewonnenes abzulegen. Fest eingefahrene Gewohnheiten zu ändern – egal, ob sich diese als gut oder eher ungünstig für Sie erweisen – fällt immer schwer. Geben Sie sich deshalb Zeit, überfordern Sie sich nicht und seien Sie geduldig mit sich selbst. Mit dem 4-Wochen-Power-Plan haben Sie eine gute Struktur zu Hand, die Ihnen den Anfang erleichtert. Nach vier Wochen haben Sie Ihre neue Ernährungsweise verinnerlicht. Dann geht es einfach weiter.

So funktioniert die Faustformel

Die Faustformel ist das Herz der Walleczek-Methode, sehr unkompliziert und einfach in jeden Alltag zu integrieren. Das einzige Maß beim Essen, welches Sie ab jetzt benötigen, ist Ihre eigene Hand. Wenn Sie einmal wissen, wie das funktioniert, können Sie es praktisch überall anwenden.

WICHTIG

Faustformel

Ihr Mittag- oder Abendessen sieht ab heute folgendermaßen aus:

1 handtellergroße Portion **Eiweiß**
+ maximal 1 faustgroße Portion stärkehaltiger **Kohlenhydrate**
+ mindestens 2 faustgroße Portionen **Gemüse**

1. Eine handtellergroße Portion Eiweiß

Zu dieser Nährstoffgruppe gehören nicht nur Fisch, Fleisch, Eier und Milchprodukte, sondern auch Hülsenfrüchte (z. B. Linsen, Bohnen, Kichererbsen), Sojaprodukte (z. B. Sojamilch, Tofu), Nüsse und Samen. Eine Handtellergröße entspricht einem Stück Fleisch, Fisch, Tofu oder Käse, das so groß und so dick ist wie Ihr Handteller ohne die Finger.

Von Bohnen, Linsen und anderen pflanzlichen Eiweißsorten können Sie ein bisschen mehr essen, nämlich etwa eine Faustgröße. In Hülsenfrüchten ist das Eiweiß nicht so konzentriert enthalten wie in tierischen Eiweißquellen oder Tofu. Eiweiß hilft Ihnen, Ihren Blutzuckerspiegel stabil zu halten und liefert zugleich wertvolle Baustoffe für alle körperlichen Aufbau- und Regenerationsprozesse.

2. Eine faustgroße Portion stärkehaltige Kohlenhydrate auf dem Teller

Hierzu gehören die sogenannten »Beilagen«, also z. B. Kartoffeln, Nudeln, Reis, Brot, Couscous, Bulgur etc. Dazu kommen aber auch Gemüsesorten, die viel Stärke oder Zucker enthalten, wie Mais, Erbsen, Kartoffeln oder Pastinaken etc.

3. Mittags und abends: mindestens zwei faustgroße Portionen Gemüse

Genießen Sie alle Gemüsesorten, außer denen, die viel Zucker oder Stärke enthalten (siehe oben).

Das war es auch schon. Die Rezepte im 4-Wochen-Power-Plan ab Seite 28 sind alle so zusammengestellt, das Sie genau dieser Faustformel entsprechen. Sie brauchen in der ersten Zeit die Formel also nur, wenn Sie auswärts essen (siehe Seite 109) oder die Rezepte nach Ihrem Geschmack ändern wollen.

Alles, was Sie brauchen

Baustoff Eiweiß

Das Eiweiß ist bei der Faustformel auf ca. eine Handtellergröße pro Mahlzeit beschränkt. Denn obwohl Eiweiß ein unerlässlicher Bestandteil unseres Körpers ist – denken Sie daran, dass sich Ihr Körper immer wieder runderneuert – brauchen Sie nur eine gewisse Menge davon. Sie benötigen also ausreichend Eiweiß, um Knochen, Haut, Haare, Nägel, Muskeln, aber auch Immunzellen und Gehirnbotenstoffe herzustellen. Zu

viel von diesem Baustoff kann auch schaden, zur Übersäuerung führen und Ihre Nieren belasten.

Was Sie wissen müssen: Im Gegensatz zu Fett können Sie kein Eiweiß speichern. Das heißt, Sie sollten jeden Tag auf eine regelmäßige Eiweißzufuhr achten. Es nützt Ihnen also nichts, beispielsweise am Montag ein 600-Gramm-Steak zu essen und dann am Dienstag und Mittwoch nur von Gemüse und Reis zu leben. Damit Ihnen Eiweiß als hervorragender Sattmacher außerdem beim Abnehmen helfen kann, brauchen Sie in jeder Mahlzeit zumindest ein wenig davon. So hilft Eiweiß auch dabei, Heißhungerattacken vorzubeugen. Das ist nicht nur bei den Hauptmahlzeiten, sondern auch bei den Zwischenmahlzeiten wichtig.

Genießen Sie zu jeder Zwischenmahlzeit immer etwas Eiweiß. Das ist gerade in den ersten Wochen Ihrer Ernährungsumstellung wichtig.

Tierisches oder pflanzliches Eiweiß?

Grundsätzlich unterscheidet man zwischen tierischem und pflanzlichem Eiweiß. Zur ersten Gruppe gehören Fisch, Meeresfrüchte und Fleisch, Milchprodukte und Eier. Pflanzliches Eiweiß steckt in allen Hülsenfrüchten, wie Bohnen, Linsen, Kichererbsen, Sojabohnen und -produkten, wie etwa Tofu, Nüssen und Samen. Auch bestimmte alte Getreidesorten sind gute Eiweißquellen, wie z. B. Quinoa oder Amaranth. Es ist in der westlichen Welt sehr schwierig oder fast unmöglich, unter echtem Eiweißmangel zu leiden. Trotzdem kann es für Sie einen positiven Effekt haben, dass Sie bei wirklich jeder Mahlzeit ein wenig Eiweiß zu sich nehmen.

INFO

Auch als **Aufbau- und Reparaturstoff** für Muskel- und andere Körpergewebe spielt **Eiweiß** eine entscheidende Rolle. Das ist insofern von Bedeutung, als Ihre **Muskulatur** ein wichtiger Helfer beim Abnehmen ist: Denn Ihre **Muskeln verbrennen** bei jeder Bewegung **Zucker** aus der Nahrung und bei längeren Ausdauerbelastungen auch **Fett.** Deshalb ist ein **Erhalt der Muskulatur** durch eine regelmäßige Eiweißzufuhr so wichtig. Nicht zuletzt **bremst** Eiweiß auch hormonell bedingte **Hungerattacken,** wie sie viele Frauen im Laufe ihres Monatszyklus oder auch mit Beginn der Wechseljahre kennen.

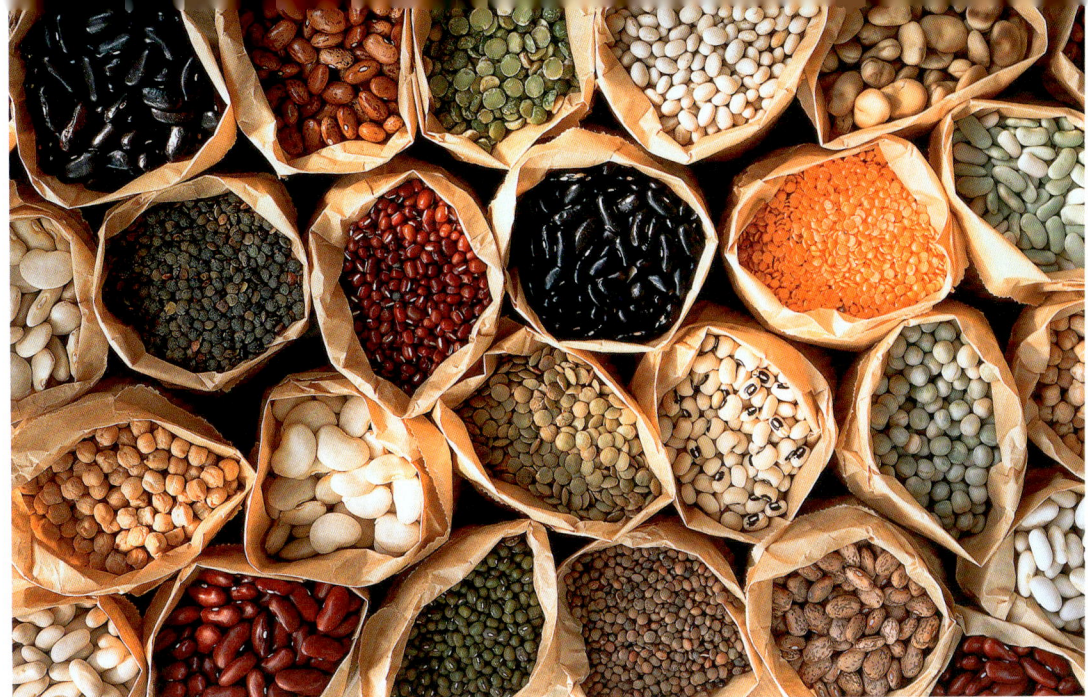

Tierisches Eiweiß kann übrigens vom Körper im Allgemeinen sehr viel wirksamer verarbeitet werden als pflanzliches Eiweiß.

Deswegen spricht man bei Eiern, Fleisch oder Fisch von einer höheren »Eiweißwertigkeit«. Hier geht es darum, wie gut die Zusammensetzung der Eiweißbausteine (Aminosäuren) der Form entspricht, in der sie vom menschlichen Körper benötigt wird.

Fleisch und Wurst ja – aber in Maßen!

Studien zeigen, dass der reichliche Verzehr von rotem Fleisch (z.B. Rind), Wurst und verarbeitetem Fleisch, wie z.B. Schinken, das Risiko für Krebs, Herz- und Kreislauferkrankungen sowie Typ-2-Diabetes verstärken. Dabei gelten schon Mengen ab 60 Gramm Wurst oder Schinken pro Woche (!!) für eine Frau und 150 Gramm pro Woche für einen Mann als riskant. Sowohl die Universität Harvard als auch der World Cancer Research Fund empfehlen daher, verarbeitetes Fleisch nur selten zu essen. Beim 4-Wochen-Power-Plan ist das deswegen ein Fall für einen sogenannten 80:20-Moment (siehe Seite 26). In den Zutaten meiner Rezepte tauchen daher auch keine Wurst und kein Speck oder Schinken auf.

Wenn Sie einmal Lust auf Schinken & Co. haben, achten Sie auf wirklich gute Qualität. So schmeckt es gleich viel besser.

Wenn Sie hin und wieder ein schönes Schinkenbrot oder ein Stück Speck essen wollen, tun Sie das mit Genuss und in Maßen. Ich zeige Ihnen alternativ schnelle, schmackhafte Abendessen, ganz ohne kohlenhydratreiche Brotzeiten mit üppigen Wurst- und Käsetellern und auch Mittagessen, die ganz ohne belegte Wurst- und Käsebrötchen auskommen.

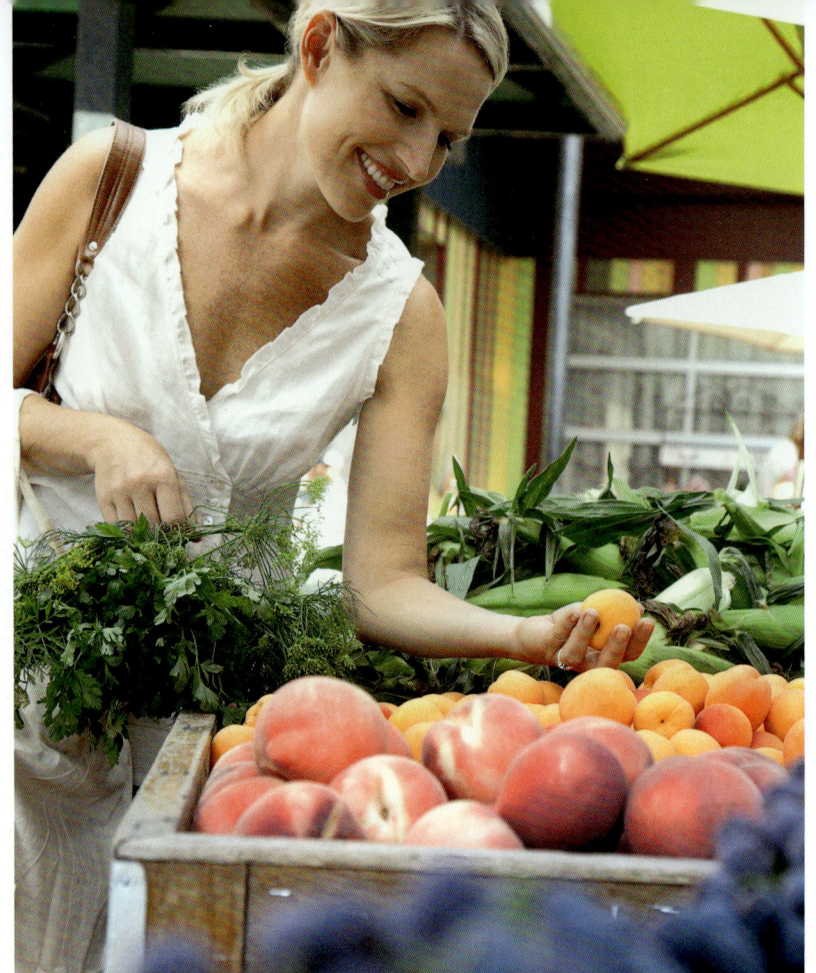

aus tierischen Quellen zu decken. Verstehen Sie mich dabei bitte richtig: Ich will Sie nicht dazu bekehren, Vegetarier oder Veganer zu werden. Wenn Nutztiere artgerecht gehalten und ernährt und ihre Produkte sorgfältig und naturbelassen verarbeitet werden, dann spricht meiner Meinung nach nichts gegen den Konsum von Fleisch, Fisch, Eiern und anderen tierischen Produkten. Behalten Sie dabei jedoch die Menge und die Qualität der Produkte im Blick und genießen Sie regelmäßig Mahlzeiten mit Zutaten aus pflanzlichen Eiweißquellen. So schützen Sie Ihre Gesundheit, Ihre Umwelt und bereichern Ihren Speiseplan um wertvolle Genusserlebnisse.

Energielieferant Kohlenhydrate

In der Natur gibt es keine »puren« Nahrungsmittel, die nur aus einem einzigen Nährstoff bestehen. Denn jedes Lebewesen, also jede Pflanze, jedes Tier und jeder Mensch – ist aus den gleichen Grundbausteinen aufgebaut, aus Eiweiß, Kohlenhydraten und Fett. Naturbelassene Lebensmittel enthalten daher fast immer etwas von allem. Aber je nachdem, was überwiegt, tei-

Gesund und lecker – pflanzliches Eiweiß

Die Eiweißwertigkeit ist bei tierischem Eiweiß größtenteils höher. Aber – und das ist ein großes »Aber« – sobald Sie pflanzliches Eiweiß miteinander kombinieren, also zum Beispiel Hülsenfrüchte zusammen mit einem Getreide verzehren, so ergibt das wiederum eine höhere Eiweißwertigkeit als beim Verzehr von rein tierischem Eiweiß.

Nach dem derzeitigen Stand der Wissenschaft ist es besser, den Eiweißbedarf häufiger aus pflanzlichen als

len wir sie einer Nährstoffgruppe zu. Vereinfacht gesagt sind alle pflanzlichen Lebensmittel, wie sie in der Natur vorkommen, zum überwiegenden Teil Kohlenhydrate. Denn jedes Obst, Gemüse, aber auch Hülsenfrüchte, Nüsse und Kerne enthalten reichlich von diesem wichtigen Baustein. Kohlenhydrate landeten unter Diätexperten als potenzielle Dickmacher leider fälschlicherweise schnell auf der Abschussliste.

Kohlenhydrat ist nicht gleich Kohlenhydrat

Dabei handelt es sich bei diesem Nährstoff um eine riesige Gruppe. Sie beinhaltet unverdauliche Ballaststoffe, die gar nicht dick machen können, alle Gemüsesorten, Obst, Getreide, aber auch raffinierten Kristallzucker. Erst wenn ein Lebensmittel so viel Zucker oder Stärke enthält, dass im Blut Insulinspitzen erreicht werden, kann es zum Problem für die Figur werden. Das Hormon Insulin sorgt dafür, dass wir »für Notzeiten« Fett speichern und nicht verbrennen. Dabei handelt es sich um ein uraltes biologisches Programm, das unseren Ahnen aus der Steinzeit in harten Zeiten das Überleben möglich machte. Es steckt bis heute in unseren Genen. Heute jedoch steht uns der früher so kostbare Zucker genauso wie andere kohlenhydrathaltige Lebensmittel im Übermaß zur Verfügung.

Die Besten der Besten

• Gemüse (außer sehr stärkehaltige Sorten, wie Kartoffeln oder Mais) können Sie essen, so viel Sie wollen. Jederzeit und immer.
• Obst enthält recht viel Zucker. Daher sollten Sie zu einer Mahlzeit nur so viel Obst essen, wie Sie gut in einer Hand halten können. Also zum Beispiel einen größeren Apfel oder eine Handvoll Weintrauben oder drei bis vier Aprikosen. Von getrockneten Früchten

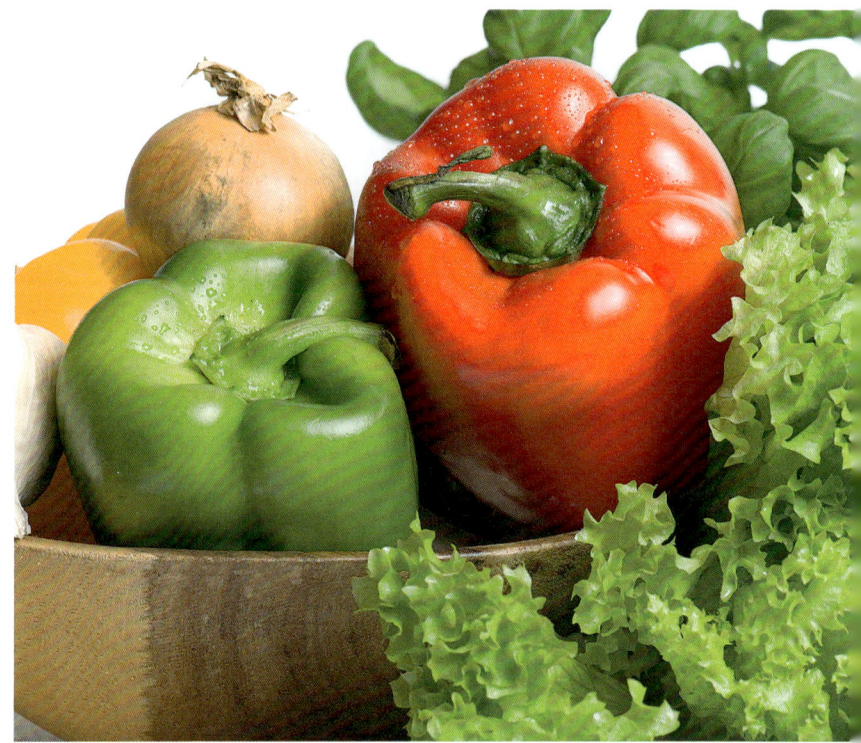

sollten Sie zu einer Mahlzeit höchstens die gleiche Menge verzehren, die Sie an frischem Obst gegessen haben: Wenn also eine Handvoll Trauben etwa 15 Stück ausmachen, können Sie maximal 15 Rosinen zu einer Mahlzeit genießen.

In Fruchtsäften steckt hochkonzentrierter Zucker. Deshalb gehören sie während des 4-Wochen-Power-Plans eindeutig zu den Ausnahmen.

- Hülsenfrüchte (z. B. Bohnen, Linsen, Kichererbsen, Sojabohnen, Tofu) enthalten zwar viele stärkehaltige Kohlenhydrate, aber auch sehr viel Eiweiß und nebenbei sehr wichtige Ballaststoffe. Pro Mahlzeit entspricht eine Portionsgröße etwa einer Faustgröße. Aufgrund ihres relativ hohen Eiweißgehaltes gehen die in Linsen, Bohnen etc. enthaltenen Kohlenhydrate langsamer ins Blut und führen zu einer geringeren Insulinausschüttung als beispielsweise Getreide.

- Von stärkehaltigen Kohlenhydraten aus Getreide und Getreideprodukten (z. B. Brot oder Nudeln) oder aber aus Kartoffeln, Pastinaken etc. können Sie zu einer Mahlzeit maximal eine Faustgröße essen.
- Reiner Zucker – dabei ist es egal, ob er weiß oder braun ist –, und alle süßen Nahrungsmittel, wie Kuchen, Kekse, Süßigkeiten oder Eiscreme, gehören auf jeden Fall zu den 80:20-Momenten (siehe Seite 26).

Genießen Sie gesunde Fette!

Wenn's ums Abnehmen geht, haben die meisten Menschen eine regelrechte Angst vor Fett entwickelt. Nicht zuletzt deswegen, weil ihnen jahrelang eingetrichtert wurde, dass Fett uns ganz einfach fett werden lässt.

Fette haben ähnliche Strukturen, übernehmen aber verschiedene Funktionen im Körper.

Diese Theorie stammt aus dem simplen Rechenbeispiel, dass Fett von allen Nährstoffen am meisten Kalorien aufweist – immerhin doppelt so viele wie Kohlenhydrate oder Eiweiß. In den letzten Jahrzehnten erklärte man sich deshalb die Entstehung von Übergewicht vor allem durch eine zu hohe Kalorienzufuhr. Nach dem Motto: Wer dick ist, futtert einfach zu viele Kalorien. Daraus folgte der scheinbar logische, aber völlig falsche Schluss: Wer weniger Kalorien verzehrt, nimmt ab. Leider führt das aber nur zu Nährstoffmangel, Heißhungerattacken und außerdem garantiert zum berühmten Jo-Jo-Effekt. Was ich vom Kalorienzählen halte, erfahren Sie auf Seite 107. Um Sie allerdings nicht zu sehr auf die Folter zu spannen: Diese Methode können Sie getrost und für alle Zeit vergessen.

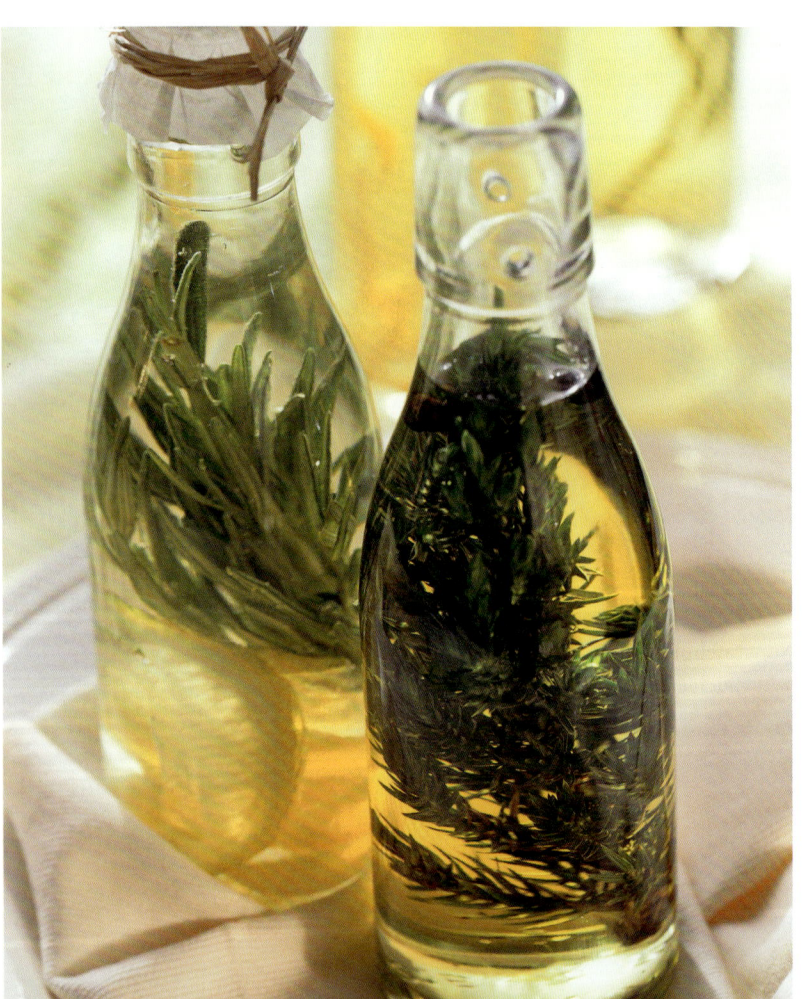

Ein weiteres Problem dieser Vorverurteilung eines (lebens-)wichtigen Nährstoffs ist auch, dass sie alle Arten von Fett über einen Kamm schert. Dabei zieht sie überhaupt nicht in Betracht, dass Fett sehr unterschiedliche Funktionen im Körper hat. Verglichen mit einem Motor wäre das ein Unterschied wie zwischen Treibstoff und Motoröl. Beides wird zwar mehr oder weniger aus einer Grundsubstanz hergestellt, aber im Motor selbst übernehmen die Produkte dann völlig verschiedene Aufgaben. So können Sie beispielsweise einen Dieseltreibstoff nicht zum Schmieren des Motors verwenden, denn Motoröl ist zwar auch ein Öl, aber eben etwas grundsätzlich anderes. Das lässt sich wiederum auf den Körper übertragen.

Es gibt einige Fette, die für den Körper nur »Treibstoff« sind. Sie werden dazu verwendet, Energie und Wärme zu produzieren. Was Sie davon gerade nicht verbrauchen können, wird eben gespeichert. Nur besitzen Sie keinen »Benzintank«, aus dem der Treibstoff nach und nach aufgebraucht wird, sondern eben Reserven in Form von Fett. Andere Fette werden im Körper vor allem zu Botenstoffen, also Hormonen, umgewandelt und spielen eine wichtige Rolle für die Gehirn- und Nervenfunktionen. Das ist unser »Motoröl«, denn wir brauchen es unbedingt. Es ist gewissermaßen »essenziell«, um unsere »Maschine« gut zu versorgen. Wenn etwas essenziell – also lebensnotwendig – ist, dann kann es der Körper nicht selbst herstellen. Sie müssen es also zu sich nehmen, um zu überleben. Die einzigen Fette, die für uns essenziell sind, sind die mehrfach ungesättigten Fettsäuren. Alle anderen, die gesättigten und die einfach ungesättigten Fettsäuren, sind einfach nur »Treibstoff«. Während bei den Treibstoff-Fetten ein Zuviel eher das Problem ist – und leicht auf der Waage oder an der Kleidergröße zu erkennen –, hat die Angst vor Fett aller Art dazu geführt, dass viele von uns zu wenig von den »guten« Fetten verzehren. Ein Mangel daran ist schon schwieriger festzustellen. Wenn Ihnen Haut- und Augentrockenheit, Wassereinlagerungen oder Konzentrationsprobleme zu schaffen machen, dann könnte auch ein Mangel an essenziellen Fetten dahinterstecken.

Gesättigte Fettsäuren

Diese Fette erkennen Sie daran, dass sie im Allgemeinen bei Zimmertemperatur fest sind. Also z. B. Butter oder Schmalz, der Fettrand am Schinken, aber auch das versteckte Fett in der Wurst. Sehr oft stecken gesättigte Fettsäuren in Lebensmitteln tierischen Ursprungs, aber es gibt auch solche aus pflanzlichen Quellen, wie z. B. das Kokosfett. Gesättigte Fette nutzt Ihr Körper unter anderem für die Energiegewinnung, also als »Treibstoff«. Wenn Sie Ihre »Fettverbrennung« ankurbeln, dann schmelzen Sie genau dieses Fett ein. Gesättigte Fette sind nicht grundsätzlich schlecht, aber zu viele davon in Ihren Mahlzeiten können dick machen und landen dann umgehend in den Depots an Hüften, Po, Oberschenkeln oder am Bauch. Das heißt nun aber nicht, dass Sie keine Butter oder keinen Käse mehr essen dürfen. Wenn Sie zum Beispiel Käse nicht nur für den Geschmack verwenden – wie etwa in Spänen über einen Salat gehobelt –, sondern als Haupteiweißquelle bei einem Gericht, dann sollten Sie zu einer möglichst fettarmen Variante greifen. Sonst nehmen Sie neben dem sättigenden Eiweiß im Käse auch gleichzeitig sehr viel »Speicherfett« zu sich. Ein paar Parmesanspäne nur für den Geschmack fallen dagegen nicht groß ins Gewicht.

Achtung bei Aufschnitt: Dieser enthält oft bis zu einem Drittel reines Fett. Wurst wird nicht notwendigerweise

Fettlösliche Vitamine

Vitamin A: Dieses Vitamin bzw. seine Vorstufe **Beta-Carotin** benötigen wir als Bestandteil des Farbstoffes der **Netzhaut** für den **Sehvorgang** sowie für den Aufbau und den Erhalt der äußeren **Haut**schicht sowie des **Schleimhautgewebes.** Es steckt in Leber(-tran), Butter, Käse, Milch, Aal, Thunfisch, gelb-orange-rotem und grünem Obst (Pfirsich, Aprikose, Melone, Papaya), roten Paprikaschoten, Grünkohl, Möhren, Feldsalat, Rosenkohl und anderen Kohlsorten, Brokkoli, Spinat, Kürbis, Chicorée, Sojabohnen und -sprossen, Mangold, Sellerie.

Vitamin D: Ein ausreichend hoher Spiegel an diesem Vitamin ist wichtig für den **Schutz vor Krebs.** Vitamin D kann der Körper nur durch ausreichend **Sonnenlicht** bilden. Es ist wichtig für **Immunsystem, Muskulatur** und **Nerven** sowie **Zähne** und **Knochen.** Sie können Vitamin D auch in Form von Tabletten oder Kapseln zu sich nehmen.

Vitamin E ist der Überbegriff für Tocopherole und Tocotrienole. Die Anti-Aging-Helfer **hemmen Entzündungen, beeinflussen die Blutfettwerte positiv** und wirken **gegen Krebs.** Tocotrienole sind in Palmöl, Reiskleie, Gerste, Weizen, Roggen und Hafer enthalten.

Vitamin K ist für die **Blutgerinnung** wichtig. Es steckt in Geflügel, Kalbsleber, Butter, Quark, Sauerkraut, Rosenkohl, Spinat, Blumen- und Grünkohl, Brokkoli, Hagebutten, Kartoffeln, Sellerie, Portulak, Kohlrabi.

fettärmer, nur weil sie von der Pute oder vom Hähnchen stammt. Im Vergleich zu Bündnerfleisch (Rinderschinken) hat Putenwurst fünf Mal so viel Fett, gekochter Schinken vom Schwein (ohne Fettrand) hat dagegen nur ein Viertel des Fettes im Vergleich zu Putenaufschnitt.

Gesättigte Fette hatten lange Zeit einen schlechten Ruf: Sie sollten unter anderem verantwortlich für Herz-Kreislauferkrankungen wie Herzinfarkt und Schlaganfall sein. Hier kommt die Entwarnung: Unter anderem zeigt eine Studie aus USA aus dem Jahr 2009, dass es keinen (!!) Zusammenhang zwischen gesättigten Fetten und diesen Erkrankungen gibt. Das größere Problem scheint der Zucker in der Ernährung zu sein. Also bitte keine Magerprodukte mehr. Essen Sie »richtige« Lebensmittel, die auch wirklich schmecken – aber im Rahmen der Faustformel, sodass Sie Ihre Fettspeicher nicht im Übermaß füllen.

Fette sind aus meiner Küche nicht wegzudenken. Sie sind hervorragende Geschmacksträger!

Einfach ungesättigte Fettsäuren

Sie erkennt man daran, dass sie zwar bei Zimmertemperatur flüssig sind, aber im Kühlschrank zu stocken beginnen. Olivenöl beispielsweise besteht zum überwiegenden Teil aus einfach ungesättigten Fettsäuren und wird bei kälteren Temperaturen fest. In der Natur gibt es kein reines Fett von einer bestimmten Sorte. Bei allen handelt es sich um »Mischungen«. So gibt es im Olivenöl genauso Spuren von anderen Fetten, wie es zum Beispiel in Butter auch Anteile von ungesättigten Fettsäuren gibt. Einfach ungesättigte Fette sind – überraschenderweise – auch nur »Treibstoff« für den Körper. Auch diese Öle verwendet der Organismus nur, um daraus Energie zu gewinnen. Im Vergleich zu den anderen Fetten und Ölen sind sie aber die neutralsten Fette für uns. Sie helfen beispielsweise dabei, ungünstige Cholesterinwerte zu verbessern. Neben den gesättigten Fetten, wie Butter, Schmalz oder Kokosfett, sind einfach ungesättigte Fette, allen voran das Olivenöl, sowohl für die kalte als auch die warme Küche geeignet. Denn einfach ungesättigte Fette bleiben relativ stabil, wenn man sie erhitzt, und können daher auch für sanftes Braten verwendet werden.

Lebenswichtig für die Körperzellen: Mehrfach ungesättigte Fettsäuren

Diese Öle zeichnen sich dadurch aus, dass sie auch im Kühlschrank flüssig bleiben. Allerdings reagieren sie sehr empfindlich auf Sauerstoff, Licht und Hitze und sind dementsprechend weniger lang haltbar. In diese Gruppe gehören die meisten pflanzlichen Öle, wie Sonnenblumenkernöl, Maiskeimöl, Sojaöl, Kürbiskernöl, Leinöl etc. Auch die wertvollen Fischöle aus fettem Seefisch wie Hering, Makrele und Lachs gehören hierzu. Die darin steckenden Fettsäuren sind die einzigen, die für unseren Körper essenziell, also lebensnotwendig sind. Das heißt, wir können sie im Gegensatz zu den anderen Fetten selbst nicht herstellen, brauchen sie aber zum Überleben. Diese Fettsäuren werden unter anderem für den Aufbau von neuen Körperzellen benötigt.

Mehrfach ungesättigte Fette kommen in zwei Familien vor, den Omega-6- und den Omega-3-Fettsäuren. Reichlich Omega-3-Fette sind enthalten in fettem Fisch (z. B. Lachs, Hering, Makrele), Algen, Leinsamen, Hanf, Raps und Walnüssen. Omega-6-Fette stecken in vielen anderen Nüssen und Samen und deren Ölen, wie z. B. Sonnenblumenkernen, Maiskeimen, Kürbiskernen, Soja, Sesam, Distelölen etc.

Sowohl Omega-3- als Omega-6-Fette werden im Körper zu Hormonen umgewandelt und sind damit unverzichtbare Botenstoffe für unseren Stoffwechsel.

Omega-3-Fette werden außerdem für den Bau von Gehirnsubstanz und Nervenzellen verwendet.

Wirksamer Schutz für das Immunsystem

Hormone sind höchst wirksame Stoffe im Körper und beeinflussen schon in winzigsten Konzentrationen die Organfunktionen ebenso wie unser Wohlbefinden. Sie müssen in einem fein ausbalancierten Gleichgewicht zueinander stehen, sonst geraten die Abläufe in unserem Körper schnell aus dem Ruder. Die Hormone, in die diese Fettsäuren verwandelt werden, die sogenannten Eicosanoide, können entweder entzündliche Prozesse im Körper bremsen oder sie ganz im Gegenteil so richtig ankurbeln. Entzündungen entstehen im Körper aber nicht nur bei Verletzungen, Sonnenbrand, durch chemische Substanzen,

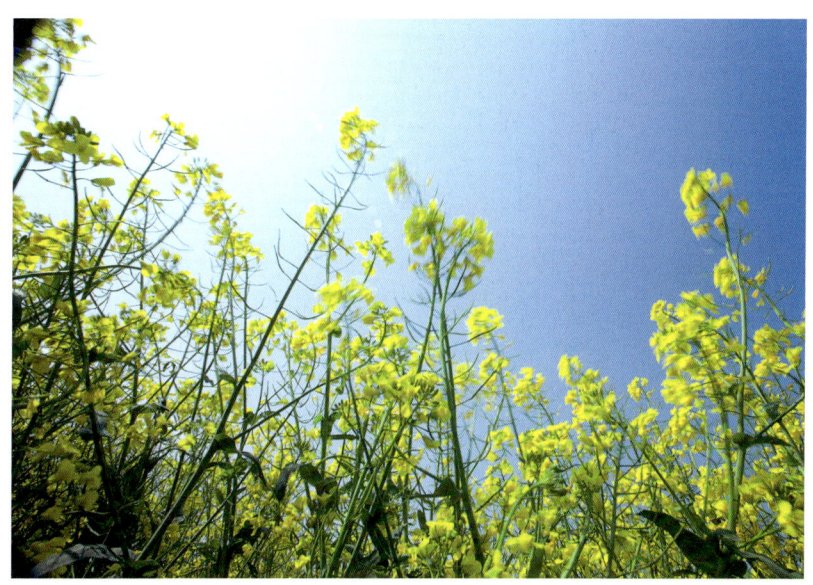

Schlank mit Genuss

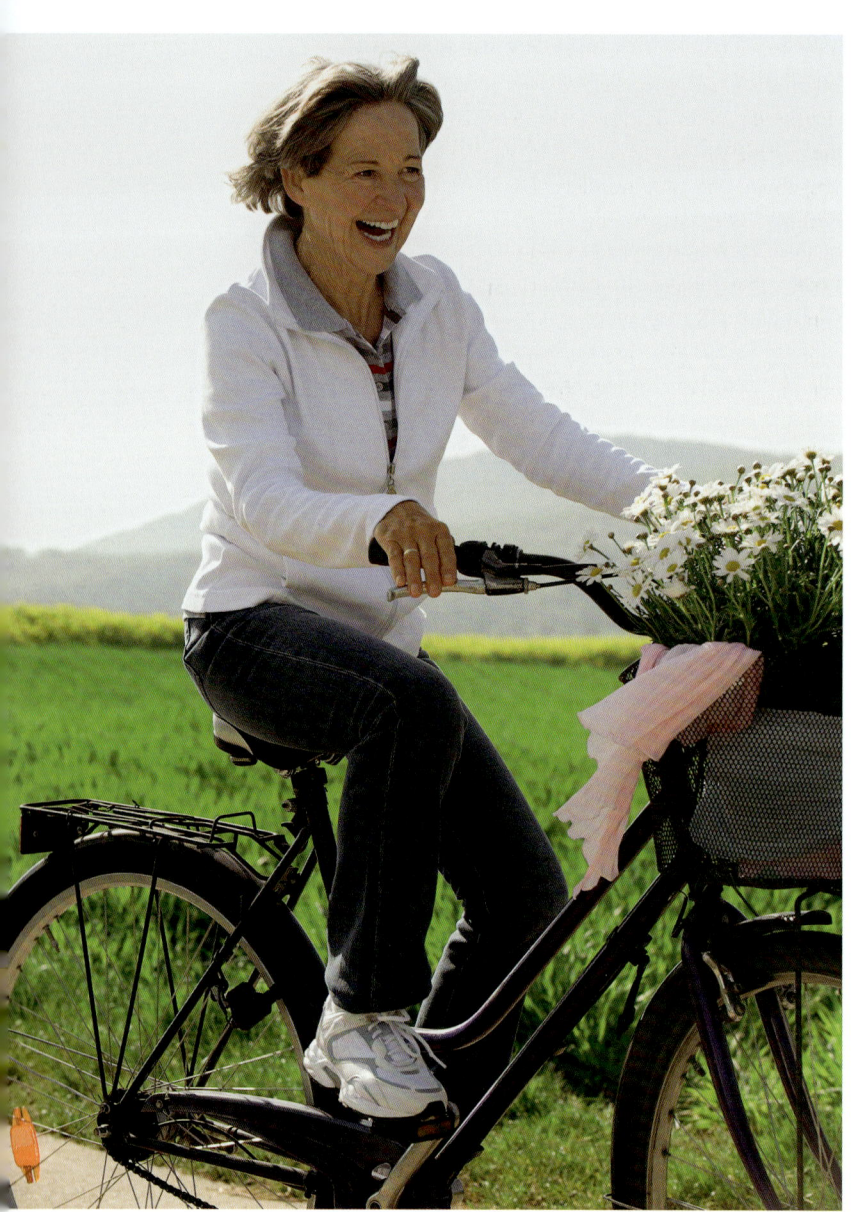

Bakterien oder Viren. Heute wissen Ärzte, dass entzündliche Prozesse im Körper die Ursache für die meisten der sogenannten Zivilisationskrankheiten, wie Typ-2-Diabetes, Herzinfarkt, Schlaganfall etc. sind. Auch Alzheimer wird mit entzündlichen Prozessen in Verbindung gebracht. Um den Körper davor zu schützen, ist es also besonders wichtig, Entzündungsprozesse so weit wie möglich zu reduzieren. Omega-3-Fette sind dazu ideal. Sie wirken immer nur entzündungshemmend und sind damit ausschließlich positiv für Sie und Ihr Immunsystem.

Fischölkapseln (Reformhaus, Drogeriemarkt) sind reich an schützenden Omega-3-Fettsäuren und eine gute Alternative für alle, die keinen Fisch mögen.

Auf die richtigen Verhältnisse achten

Omega-6-Fettsäuren hingegen können sowohl entzündungshemmend als auch entzündungsfördernd wirken. Welche Wirkung sie im Körper entfalten, hängt von drei Dingen ab:
1. Wie viele Omega-6-Fettsäuren sind in einer Mahlzeit vorhanden?
2. Wie viel Insulin wird nach einem Essen ausgeschüttet? Denn das Fettspeicherhormon Insulin beschleunigt die Umwandlung von Omega-6-Fettsäuren in die entzündlichen Hormone, und
3. Wie viele Omega-3-Fettsäuren stecken in einem Gericht? Denn diese bremsen die Umwandlung von Omega-6-Fettsäuren in die gesundheitlich riskante entzündliche Richtung.

Reduzieren Sie Omega-6-Fettsäuren

In den letzten 50 Jahren haben sich unsere Ernährungsgewohnheiten rapide verändert. Extrem viel pflanzliches Fett stand plötzlich auf dem Speisezettel. Denken Sie nur an Frittierfette, Margarine, Salat- oder Bratöle. Auf diese Weise wanderten bei jedem Essen unverhältnismäßig viel mehr Omega-6-Fettsäuren als Omega-3-Fettsäuren in den Körper. Anstatt nur ca. fünfmal so viel Omega-6-Fettsäuren wie Omega-3-Fettsäuren zu essen, essen die meisten von uns ca. 20-mal so viel oder noch mehr. In Maiskeimöl stecken z. B. 46-mal so viel Omega-6- wie Omega-3-Fettsäuren, in Sonnenblumenkernöl können es, je nach Sorte, bis zu 780-mal so viel sein!

Da sich auch die Viehhaltung änderte und in Turbo-Mastbetrieben Getreide anstatt frisches Gras und Heu verfüttert wurde, stecken in dem Fleisch dieser Tiere viel mehr Omega-6-Fettsäuren als früher. Das betrifft auch die Geflügelhaltung: Ein Huhn, das sich das Futter selber suchen darf und sich auch tierisches Eiweiß in Form von Würmern gönnt, legt Eier, in denen das Verhältnis zwischen beiden Fettsäuren ausgewogen ist. Eier von Hennen, die mit Mais und Soja gefüttert werden, wie die meisten Käfighühner oder auch Freilandhühner, enthalten 20-mal so viel Omega-6- wie Omega-3-Fettsäuren und haben daher eine ungünstige Fettzusammensetzung.

Halten Sie Ihr Insulin in Schach!

Das Fettspeicherhormon Insulin wird von Ihrer Bauchspeicheldrüse ausgeschüttet, sobald Sie Zucker, Weißmehl oder Stärke verzehrt haben. Je mehr von dem Botenstoff hergestellt wird, umso mehr verstärken sich Entzündungsprozesse im Körper. Sobald Sie beispielsweise Kekse oder Croissants mit Margarine oder Pflanzenfett zubereiten oder Pommes frites in Pflanzenöl frittieren, fachen Sie Entzündungen so richtig an. Denn das Mehl aus den Backwaren oder die Kartoffeln werden rasch in Zucker zerlegt, der umgehend ins Blut wandert. Das lässt das Insulin hochschießen. Gleichzeitig haben Sie durch Margarine und Frittierfett reichlich Omega-6-Fettsäuren verzehrt. Genau durch diese Kombination – Omega-6-Fettsäuren plus hoher Insulinspiegel – wird umso eher aus ansonsten gutem pflanzlichen Fett im Körper ein gefährlicher Entzündungsfaktor.

Omega-3-Fette stoppen Entzündungen

Je mehr Omega-3-Fettsäuren Sie Ihrem Körper zuführen, umso weniger werden Omega-6-Fettsäuren in entzündungsfördernde Hormone umgewandelt. Omega-3-Fettsäuren bremsen also Omega-6-Fettsäuren. Daher ist es wichtig, viele Omega-3-Fettsäuren in Form von Fisch zu sich zu nehmen, oder aber auch Omega-3-reiche Samen wie Leinsamen, Raps oder Hanf und deren Öle zu verzehren.

Die beste Strategie vor diesem Hintergrund scheint deshalb die zu sein, Omega-6-Fettsäuren in unserer Nahrung weitgehend zu reduzieren, vermehrt Omega-3-Fette zu essen und Ihren Blutzucker möglichst

INFO

Beim **Backen** oder **Andünsten** ist **Kokosfett** eine gute Alternative, denn es ist **bei höherer Hitze stabil** und außerdem »neutral«: Einerseits hat es **keinen** großen **Eigengeschmack,** andererseits wird es im Körper nicht zu Hormonen umgewandelt.

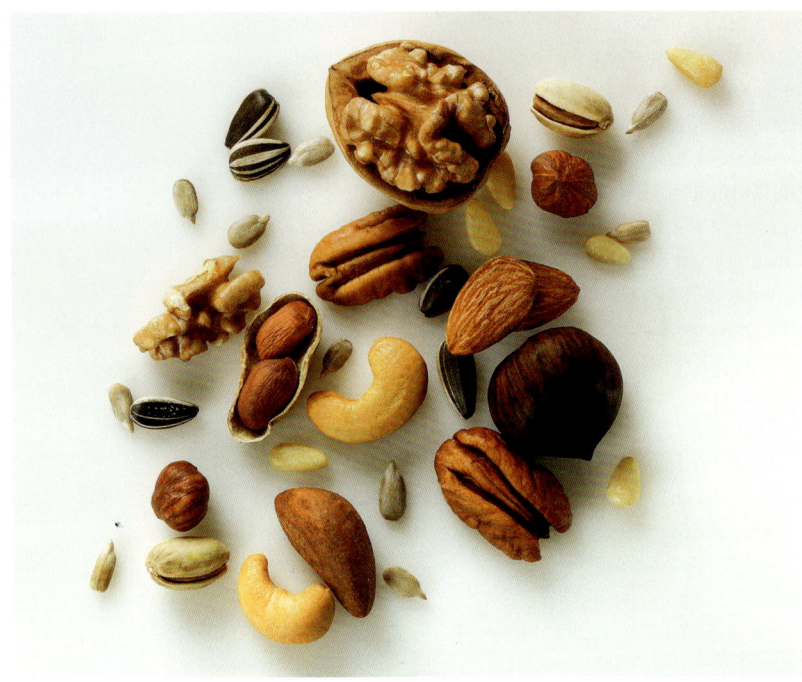

Zukunft zu den besonderen 80:20-Momenten (siehe Seite 26). Und weil man bei der Walleczek-Methode hin und wieder alles darf, genießen Sie Ihre Salami oder den Prosciutto mit gutem Gewissen.

• Braten Sie nie etwas schwimmend in Fett aus und vermeiden Sie alles Frittierte.

• Kochen und braten Sie mit Olivenöl, Kokosfett, oder auch mal mit Butterschmalz oder Butter – wenn Sie den Geschmack mögen. Erhitzen Sie Fette niemals bis zum Rauchpunkt, da im heißen Fett sonst immunschädigende und zum Teil sogar krebserregende Stoffe entstehen können.

• Essen Sie für Ihre optimale Versorgung mit essenziellen, also mehrfach ungesättigten Fetten mehrmals pro Woche eine Handvoll Nüsse oder Kerne. Aber verwenden Sie deren Öle nur in Maßen für den Geschmack. Ein wenig dunkles Sesamöl schmeckt in asiatischen Gerichten. Walnuss- oder Kürbiskernöl ist lecker zum Salat. Bleiben Sie in der Hauptsache bei Ölen, die nicht im Körper in Hormone umgewandelt werden, wie Olivenöl oder Kokosfett.

• Eine Ausnahme stellen die Öle dar, die reich an Omega-3-Fetten sind, wie Lein-, Walnuss-, Hanf- oder Rapsöl. Diese können Sie (bitte nur!) in der kalten Küche verwenden, da mehrfach ungesättigte Fette sehr hitzeempfindlich sind und sofort zerstört werden, wenn Sie damit braten oder dünsten.

• Essen Sie mindestens ein- bis zweimal pro Woche Fisch. Achten Sie darauf, dass dieser MSC-zertifiziert ist und aus nachhaltiger Fischerei stammt. Verzichten Sie auf überfischte Sorten wie Thunfisch oder Schwertfisch. Wenn es trotzdem einmal Sushi sein sollte, dann beschränken Sie die Thunfischstücke auf nicht mehr als zwei bis drei Stück pro Woche oder verwenden Sie stattdessen Lachs.

stabil zu halten. Für Letzteres sorgen Sie schon mit der Faustformel. Für eine ausreichende Zufuhr an Omega-3-Fetten sollten Sie auf gesunde Öle wie z. B. Lein- oder Rapsöl und Fisch setzen.

Die Besten der Besten

• Verzehren Sie gesättigte Fette, wie Butter, Käse, Sahnesaucen oder fettes Fleisch in Maßen, denn es füttert Ihre Fettdepots. Sie dürfen aber trotzdem Butter genießen. Schneiden Sie das sichtbare Fett von Schinken oder Kotelett ab und reduzieren Sie »versteckte« Fette, indem Sie magere Käsesorten wählen (unter 30 % F.i.T.). Wurst und Schinken gehören in

TIPP
Verzichten Sie auf Margarine, selbst wenn keine gehärteten Fette darin stecken. Ihr Fettsäuremuster ist weniger günstig als das von Butter.

Vegetarier leben gesünder

Was fällt Ihnen zum Thema vegetarische Küche ein? Grünkernbratlinge? Tofuschnitzel? Sojaburger? Klingt furchtbar, finde ich – und schmeckt schon fad beim Lesen. Dabei liebe ich vegetarisches Essen, aber wenn ich so sehe, was auf den meisten Speisekarten geboten wird, dann kann es einem wirklich vergehen.

Dabei zeigen Studien, dass Vegetarier viel gesünder leben und ein deutlich reduziertes Risiko für viele Erkrankungen haben, einschließlich der so häufigen Herz- und Kreislauferkrankungen und Krebs. Vegetarier sind offenbar auch weniger anfällig für Depressionen, und junge Mädchen, die wenig bis kein Fleisch essen, haben ein geringeres Risiko, später an Brustkrebs zu erkranken.

Eine ganze neue, von der UNO bestellte Studie besagt, dass wir es uns überdies nicht mehr leisten können, in diesem Ausmaß weiter tierische Produkte zu essen. Damit leidet die Umwelt erheblichen Schaden. Nicht zuletzt wird erstklassiges Getreide an Tiere zur Mast verfüttert, während andernorts Nahrung oder Trinkwasser für Menschen fehlt. So verbraucht die konventionelle Produktion einer Portion Hühnerfleisch in einem Mastbetrieb so viel Wasser, wie ein Erwachsener pro Monat zum Duschen braucht.

Doch wie ich schon im Kapitel über Eiweiß gesagt habe: Ich will Sie nicht dazu bekehren, Vegetarier oder Veganer zu werden, denn es gibt meiner Meinung nach keinen gesundheitlich bedeutsamen Grund, ganz auf tierische Produkte zu verzichten. Aber es wäre schön, wenn dieses Buch Sie dazu inspiriert, noch bewusster und qualitätsvoller als bisher zu essen. Pflanzliche Kost in ihrer unglaublichen Vielfalt gehört dabei einfach dazu. Das macht sich nicht nur gut auf dem Teller, sondern eröffnet ganz nebenbei auch reiche Geschmackserlebnisse. Sie werden sehen, dass die nächsten vier Wochen Ihnen auf jeden Fall eine ganze Reihe von Gelegenheiten bieten, verschiedene vegetarische Gerichte auszuprobieren. Dass diese schmecken, ist mir ein echtes Anliegen. Und sollten Sie Appetit auf Fleisch und Fisch haben, werden Sie auf den Rezeptseiten einige angenehme kulinarische Überraschungen erleben.

INFO

Ihre Oma hatte recht, wenn Sie Ihnen sagte, dass das **Frühstück** die **wichtigste Mahlzeit** des Tages sei. Studien bestätigen, dass Menschen, die regelmäßig frühstücken, **weniger zu Gewichtsproblemen neigen** als solche, die darauf verzichten.

Wenn Sie Ihren Speiseplan richtig abstimmen, starten Sie **morgens energiegeladen** in den Tag. Ohne Frühstück schüttet Ihr Körper vermehrt Stresshormone wie etwa Cortisol aus, und das macht Hunger – leider oft und in erster Linie auf Süßes. Prinzipiell sollte das Frühstück als **Hauptmahlzeit** ebenfalls **nach der Faustformel** zusammengestellt werden. Allerdings ist es meistens sehr schwierig, gleich frühmorgens zwei Faustgrößen Gemüse in der Mahlzeit unterzubringen. Deswegen gelten hier die **Richtlinien zu Eiweiß und stärkehaltigen Kohlenhydraten,** aber für Gemüse gilt: Essen Sie zumindest **ein bisschen Obst oder Gemüse,** beispielsweise in Form von Rohkost, so viel Sie eben schaffen und wie es Ihnen schmeckt.

Die Faustformel im Alltag

Oft gefragt

Warum gibt es genau eine Faust stärkehaltige Kohlenhydrate?

Dafür gibt es zwei Gründe. Zum einen: Stärkehaltige Kohlenhydrate machen relativ schnell nach dem Essen wieder Hunger. Und je mehr Sie davon essen, umso hungriger werden Sie. Das ist beim Abnehmen keine gute Idee. Zweitens: Immer wenn Sie Zucker oder Stärke zu sich nehmen, wird diese im Körper in Zucker (Glukose) umgewandelt.

Daraufhin schüttet Ihre Bauchspeicheldrüse das Hormon Insulin aus, um den Zucker in die Zellen zu transportieren. Der Haken daran: Solange viel Insulin

INFO

Stärke besteht aus einer **Kette von Zuckermolekülen,** schmeckt aber nicht so süß wie reiner Zucker (z.B. Traubenzucker). Sie geht noch **schneller ins Blut** als weißer Zucker. Bei Zuviel des Guten kann Stärke sich als **echter Dickmacher** entpuppen. Sie steckt in **Kartoffeln, Getreide und Mais.** In der Nahrungsmittelindustrie wird sie auch bei der Herstellung von **Süßwaren, Backwaren, Milchprodukten** und **Getränken** verwendet.

im Blut kursiert, kann der Körper kein Fett verbrennen, denn dieser Botenstoff ist ein Speicherhormon. Da weder Hunger noch Fettspeicherung beim Abnehmen hilfreich sind, müssen wir also die Portionsgröße und Art der Kohlenhydrate beschränken. Innerhalb dieser Gruppe gibt es unterschiedliche Arten, die den Blutzucker- und damit auch den Insulinspiegel entweder schnell (z.B. Marmelade) oder langsam (z.B. Vollkornprodukte) ansteigen lassen.

Wäre es nicht besser, kaum oder keine Kohlenhydrate zu essen?

Nein, denn dann fehlen Ihnen wichtige Nährstoffe und Ballaststoffe für Ihre Verdauung, und Sie werden auch nicht so satt. Und nichts ist deprimierender, als hungrig vom Tisch aufstehen zu müssen. Also: Stärkehaltige Kohlenhydrate sind wichtig, machen zunächst gut satt und schmecken. Idealerweise sollten Sie aber eben nicht mehr als eine Faustgröße pro Mahlzeit davon verzehren. Außerdem führt nicht jedes kohlenhydrathaltige Lebensmittel zu einer gleich starken Insulinausschüttung oder geht gleich nach dem Essen schnell ins Blut. Das hängt immer von der Zuckerart und auch von der Zubereitung der kohlenhydrathaltigen Lebensmittel ab.

Auf Genuss verzichten und so abnehmen: Mir persönlich wäre das zu langweilig!

Spaghetti haben deshalb eine ganz andere Auswirkung auf Ihren Blutzucker- und damit auch auf Ihren Insulinspiegel als beispielsweise eine Scheibe Vollkornbrot. Kartoffelpüree etwa lässt den Blutzucker-

ter noch gerade sehen können. Das reicht völlig für den guten Geschmack. Fisch oder Fleisch dürfen ebenfalls in ein wenig Butter oder Olivenöl gebraten sein, und ein Teelöffel Mayonnaise im Joghurtdip schadet auch nicht. Es geht darum, dass Sie Fett nur als Geschmacksträger verwenden. Dafür brauchen Sie nicht viel, aber eben schon ein bisschen.

spiegel schneller ansteigen als eine Pellkartoffel. Wie sehr ein Lebensmittel den Insulinspiegel beeinflusst, messen Ernährungswissenschaftler mit der sogenannten Glykämischen Last. Aber um diese Dinge brauchen Sie sich nicht zu kümmern. Meine Rezepte habe ich alle so berechnet, dass sie eine in etwa gleich große Glykämische Last haben. Auch wenn Ihnen eine Portion einmal sehr groß vorkommen sollte, machen Sie sich keine Sorgen: Sie dürfen wirklich so viel essen und nehmen dabei ab!

Wie viel Fett darf ich essen?

Solange nichts frittiert oder schwimmend in Fett gebraten wird, keine Sahnesauce mit einem halben Becher Schlagsahne oder eine zentimeterdicke Schicht Butter bei einem Essen dabei ist, ist alles okay. Sie können ruhig Olivenöl oder ein anderes, qualitativ hochwertiges Öl (siehe Seite 16) für Ihren Salat oder zum Andünsten verwenden. Sie dürfen sich immer Butter auf Ihr Brot streichen, auch wenn noch ein anderer Aufstrich darüber folgt. Bei der Menge sollten Sie nur darauf achten, dass Sie Ihr Brot unter der But-

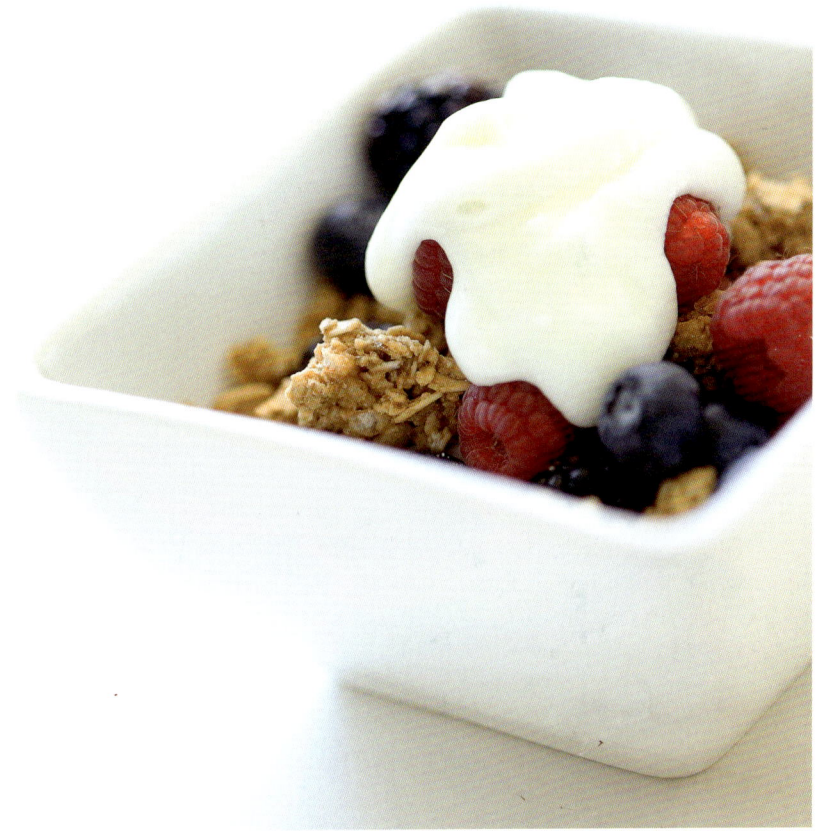

INFO

Wenn in meinen Zutatenlisten **»ein wenig«
Butter** vorkommt, heißt dies: Streichen Sie
nur so viel Butter aufs Brot, dass Sie die
Oberflächenstruktur noch sehen können.
Beim Dünsten sollten Sie immer **1 bis 2 Teelöffel** verwenden, abhängig davon, ob Ihr
Kochgeschirr beschichtet ist oder nicht. Bei
beschichteten Pfannen und Töpfen brauchen Sie weniger Fett. Bei der Verwendung
von Öl beim Dünsten und Anbraten lautet
meine Regel immer: **»einmal um die Pfanne«.** Das heißt, Sie verwenden nur so viel Öl,
dass es am Innenrand des Kochgeschirrs
eine dünne Spur hinterlässt. Das entspricht
in etwa der Menge von **2 bis 3 Esslöffeln.**

Was gibt es zu trinken?

Das beste Getränk für Sie ist Wasser von hervorragender Qualität. Schließlich besteht der menschliche
Körper zu 70 Prozent aus diesem Element.

Ob Sie Ihr Wasser lieber mit Kohlensäure genießen
oder nicht, ist Geschmackssache. Aber von Mineralwasser mit Aromen oder Fruchtzusätzen sowie sogenannten Wellness-Getränken mit 0,0 Kalorien rate
ich entschieden ab. Denn Ihr Körper ist so programmiert – und das schon seit Urzeiten –, Geschmack mit
Nahrungsaufnahme zu verbinden.

In der Natur gibt es nichts, das nach etwas schmeckt,
aber keine Kalorien enthält. Auch wenn besagte Getränke durch Süßstoffe und Aromenzusätze nach etwas schmecken und trotzdem kalorienfrei sind, er-
wartet Ihr Körper doch Nahrung und reagiert

dementsprechend verwirrt. Er kann dieses Gefühl sogar damit ausgleichen, dass Sie dann bei der nächsten
Mahlzeit automatisch mehr zu sich nehmen.

*Wasser ist einfach das beste Getränk. So
bleiben Sie gesund, können Giftstoffe gut
ausscheiden und erreichen schneller Ihr
Wunschgewicht.*

Wie viel sollten Sie trinken? Als grobe Faustformel
können Sie davon ausgehen, dass Sie pro 30 Kilogramm Körpergewicht etwa einen Liter Wasser pro
Tag brauchen – bei durchschnittlicher Tagestempe-
ratur und körperlicher Betätigung. Menschen, die
viel sprechen, sich in geheizten Räumen bei trocke-
ner Luft aufhalten, körperlich arbeiten oder Sport
treiben, brauchen entsprechend mehr. Hören Sie einfach auf die Stimme Ihres Körpers.

Probieren Sie jedoch Folgendes: Wenn Sie glauben,
Hunger zu haben, trinken Sie zuerst einmal ein großes
Glas Wasser. Wenn Sie ein paar Minuten später noch
immer Hunger haben, dann sollten Sie etwas essen. Oft
aber verwechseln wir Durst mit dem Hungergefühl –
was auch ein kleiner Grund dafür sein kann, warum
Sie vielleicht mehr essen, als sie eigentlich wollten.
Sorgen Sie deshalb immer und überall dafür, dass Sie
eine Flasche Wasser griffbereit haben – etwa auf dem
Schreibtisch oder in der Handtasche für unterwegs.

Wie ungesund ist Kaffee?

Kaffee ist besser als sein Ruf. Enthalten sind darin Bit-
terstoffe und Antioxidanzien, die für Ihre Körperzel-

TIPP
Erkundigen Sie sich bei
Ihrem Wasserwerk nach
der Trinkwasserqualität
Ihres Leitungswassers.
Sie ist in Deutschland in
vielen Städten und Ge-
meinden sehr hoch.

len richtiggehend gesund sind. Aber: Kaffee regt auch die Produktion von Stresshormonen an, was zu Heißhungerattacken führen kann – und das ist beim Abnehmen nie hilfreich.

Also: Wenn Sie zu Heißhungerattacken oder Energietiefs (z. B. am Nachmittag) neigen oder wenn Sie frühmorgens vor der ersten Tasse Kaffee kaum ansprechbar sind, dann probieren Sie doch einmal, ohne Kaffee oder andere koffeinhaltige Getränke auszukommen. Sie werden merken, wenn die anfänglichen Entzugserscheinungen durch den Verzeicht auf den geliebten Wachmacher verschwunden sind (und ja, zugegeben, die können hart sein!), ist dies auch meist für Heißhungerattacken der Fall und – überraschenderweise – auch meistens für die Müdigkeit. Immer wieder habe ich erlebt, dass Menschen, die viel Kaffee brauchten, um halbwegs über den Tag zu kommen, nach einigen Wochen völlig ohne Koffein wesentlich wacher waren und besser schliefen als vorher. Probieren Sie es aus!

Wann sind Ausnahmen erlaubt?

Wie Sie sicher gemerkt haben, lässt sich nicht jede Mahlzeit als Faustformel darstellen: ein Stück Kuchen, ein großer Teller Pasta, eine Pizza oder ein Grillteller mit Pommes frites – das passt alles nicht so richtig in das Schema. Aber, anders als vielleicht bei anderen Ernährungs- oder Abnehmprogrammen, werden diese Gerichte nicht einfach gestrichen. Denn das Ergebnis wäre, dass Sie sie wahrscheinlich trotz eines Verbots essen würden. Nur eben jetzt mit einem schlechten Gewissen! Vielleicht kennen Sie das: Sie nehmen sich vor, Ihre Ernährung umzustellen oder ab morgen endlich abzunehmen. So motiviert, wollen Sie Ihr Programm möglichst strikt durchziehen –

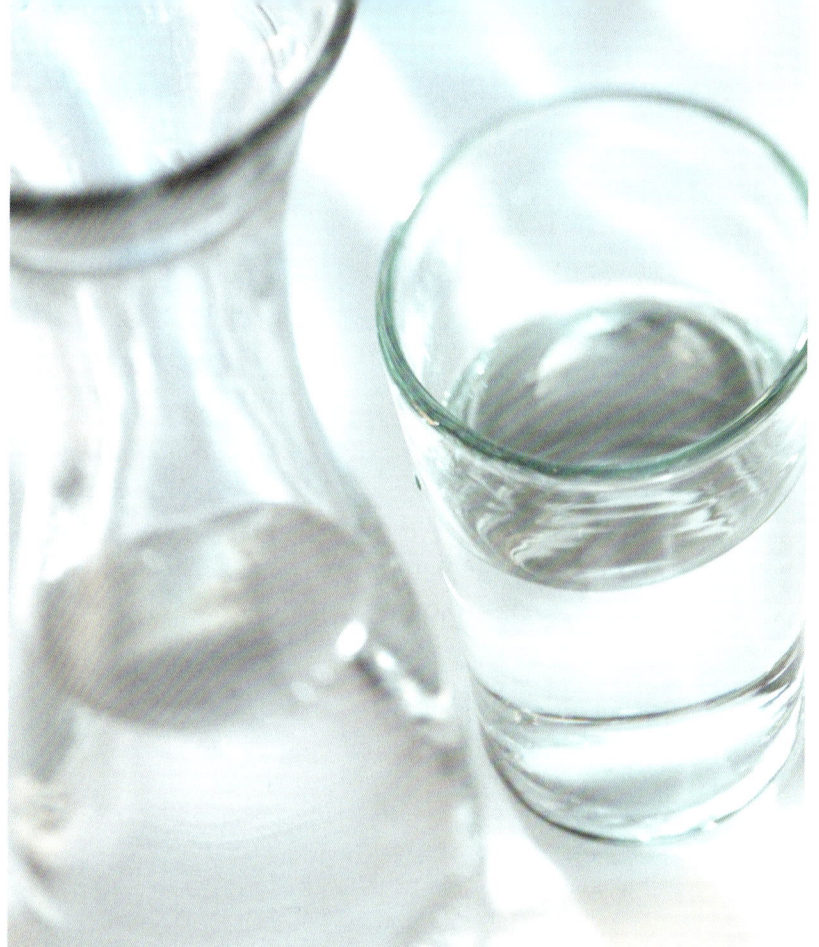

ohne Ausnahmen, damit es auch wirklich Ergebnisse bringt und Sie schon bald wieder in ihre Lieblingsjeans oder den Bikini passen. Dummerweise ist das Projekt in diesem Fall meist schon von vornherein zum Scheitern verurteilt.

Die meisten Menschen, die abnehmen wollen, versuchen Genussmomente »so lange wie möglich hinauszuzögern«, bevor sie dann »schwach werden«. So, als ginge es darum, den Wettbewerb für das langweiligste Leben zu gewinnen. Machen Sie es anders: Planen Sie Ihre 80:20-Momente (siehe Kasten Seite 26) gleich

Schlank mit Genuss

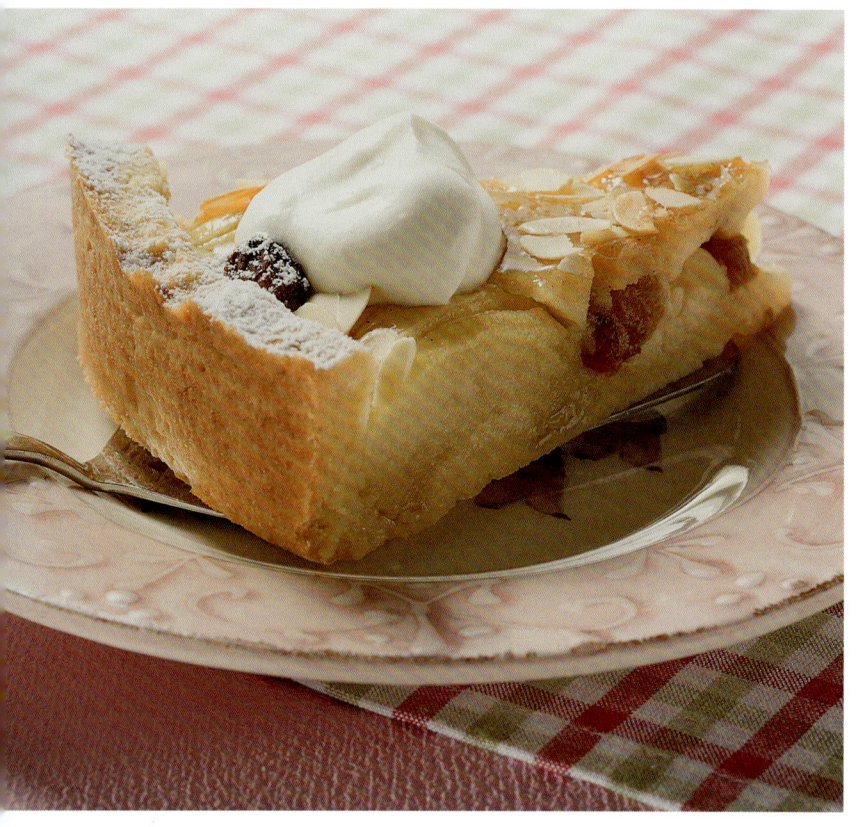

Ich halte beim Essen nichts von Verzicht und Disziplin, denn so funktionieren Menschen nun einmal nicht.

Kaum etwas ist so emotional besetzt, so verwoben mit unserem Familien- und Sozialleben wie das Essen. Es gibt kaum einen Feiertag, der sich nicht ums Schmausen und Genießen dreht. Denken Sie nur an den Weihnachtsbraten, die Geburtstagstorte, Ostereier, Faschingskrapfen. Und ein Abend mit Freunden bei Kräutertee und Mineralwasser ist eben auch nicht das Gleiche wie ein Abend mit einem schönen Glas Wein oder einem kühlen Bier. Und das wollten Sie ab jetzt alles weglassen? Hand aufs Herz: Wie lange hätten Sie dieses Verzichtprogramm durchgehalten?

Die meisten von uns scheitern an einem solchen von Verzicht geprägten Programm nach den ersten paar Tagen. Das ist nicht weiter schlimm, sondern nur menschlich. Wenn ein Ernährungsprogramm nichts Alltägliches wie den Geburtstag eines Familienmitglieds oder ein Feierabendbier mit den Kollegen einbezieht, kann man es wohl kaum durchhalten.

(und rechtzeitig) in Ihren 4-Wochen-Power-Plan mit ein! Ein Kinoabend inklusive Popcorn mit der besten Freundin? Beim Einkauf an die Schokolade für den Fernsehabend denken? Ihr Leben sollte sich in Zukunft nicht ständig darum drehen, was Sie essen bzw. nicht essen »dürfen«. Sobald Sie die Regeln der Faustformel verinnerlicht haben, sollten Sie es automatisch die meiste Zeit richtig machen – und »meistens« ist eben gut genug.

> ## INFO
>
> Mit der **Walleczek-Methode** dürfen Sie alles genießen, was Ihr Herz begehrt – in Maßen. Deshalb gibt es die **80:20-Regel.** Sie besagt ganz einfach: **Ernähren Sie sich die meiste Zeit richtig,** dann dürfen Sie hin und wieder tun, was immer Sie wollen. Oder anders ausgedrückt: Hin und wieder darf man ALLES!

Ernährung ist eine sehr individuelle Angelegenheit. Obwohl gewisse Regeln für jeden gelten, sind wir doch grundverschieden, und was für den einen toll funktioniert, mag für den anderen nicht so leicht gelingen. Genauso unterschiedlich, wie wir äußerlich sind, ob groß, klein, blond oder dunkelhaarig, genauso unterschiedlich sind wir auch in anderen Belangen, etwa was den Stoffwechsel betrifft.

Auch wenn Ihnen das Abnehmen bisher schwer gefallen ist und Sie vielleicht manchmal eher zu- als abgenommen haben, gilt auch für Sie die 80:20-Regel.

Wie oft Sie deshalb über die Stränge schlagen dürfen und trotzdem weiter abnehmen oder Ihr Wunschgewicht halten, das müssen Sie für sich herausfinden. Die meisten von Ihnen können wahrscheinlich zwei- bis dreimal pro Woche einen 80:20-Moment genießen. Bei einigen wird es eher ein- bis zweimal pro Woche sein, um sicher abzunehmen.

Was zählt alles zu einem 80:20-Moment?

Alle »Ess-und-Trink-Situationen«, die sich außerhalb der Faustformel und Ihrer normalen Zwischenmahlzeiten ansiedeln. Dazu gehört das kleine Stückchen oder meinetwegen auch die zwei Rippen Schokolade, alles, was über das erste Glas Wein hinausgeht, eine große Portion Pommes frites, eine Portion Eiscreme oder das Stück Kuchen. Auch der Löffel Zucker in Ihrer Tasse Kaffee oder in Ihrem Tee gehört genau genommen zu diesen 80:20-Momenten.

Ganz wichtig: Egal, worauf Sie in einem 80:20-Moment Lust haben – und egal, wie »ungesund« Sie das im Grunde finden – essen oder trinken Sie genau das, worauf Sie gerade Lust haben. Auch wenn Sie der Meinung sind, dass mit Honig gesüßte Vollkornkekse als Zwischenmahlzeit besser wären als eine Rippe Schokolade – wenn Sie Lust auf Schokolade haben, dann essen Sie sie. Denn die Vollkornkekse sind in diesem Moment eben nicht das, was Ihnen einen kulinarischen Glücksmoment beschert. Und Sie sollten ausschließlich Dinge essen, die Ihnen schmecken und Genuss bereiten. Das gilt selbstverständlich auch für alle anderen Nicht-80:20-Mahlzeiten!

Lernen, dem Körper zu vertrauen

Noch ein weiterer, wichtiger Punkt: Die Walleczek-Methode soll Ihnen dabei helfen, wieder auf die Signale Ihres Körpers hören zu können. Ich bin fest davon überzeugt, dass er Ihnen genau sagen kann, was er braucht, sobald er im Gleichgewicht und richtig versorgt ist. Aber wie wollen Sie dahin kommen, wenn er nicht einmal in einem 80:20-Moment bekommt, was er will? Genießen Sie deshalb genau das, worauf Sie in dem Moment gerade Lust haben. Essen Sie davon so viel, bis Sie zufrieden sind, aber nicht mehr. Hören Sie in sich hinein. Nur Sie können wissen, wann es genug ist. Und egal, wie viel es ist: Ein schlechtes Gewissen ist verboten. Die Portionsgröße ist in so einem Moment ganz unwichtig. Meist schlägt es viel weniger zu Buche, hin und wieder zu viel vom »Falschen« zu essen, als immer wieder ein bisschen davon. Heben Sie sich daher Ihre Kekspackung nicht auf, um sich an den nächsten Tagen immer wieder daraus zu bedienen. Genießen Sie lieber gleich die halbe Packung und verschenken Sie den Rest!

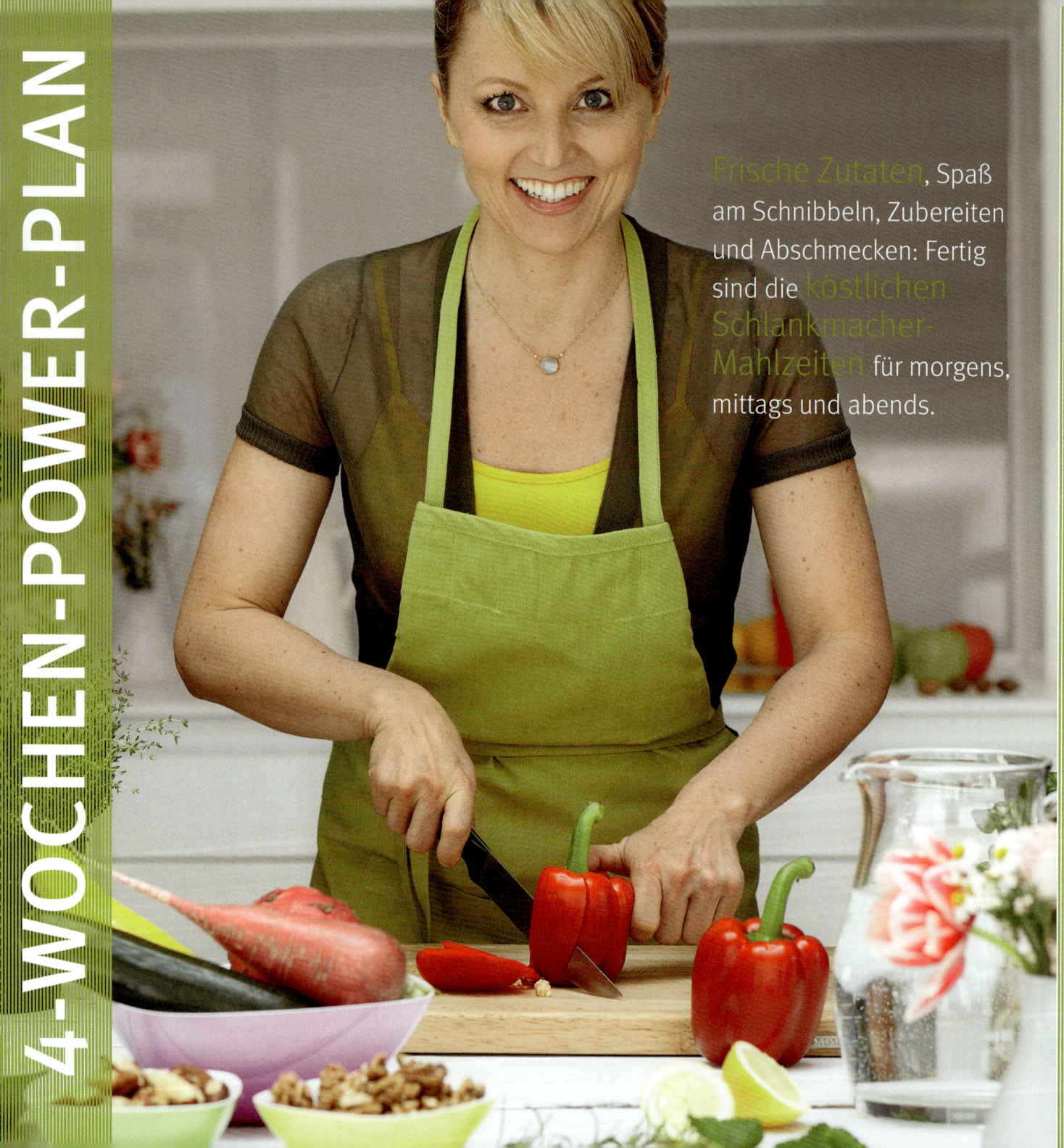

4-WOCHEN-POWER-PLAN

Frische Zutaten, Spaß am Schnibbeln, Zubereiten und Abschmecken: Fertig sind die köstlichen Schlankmacher-Mahlzeiten für morgens, mittags und abends.

Woche 1

Altes raus!

Gehen Sie es an! In dieser Woche dreht es sich jetzt erst einmal darum, dass Sie sich an die neue Art zu essen gewöhnen. Sie sollen ein Gefühl dafür bekommen, wie eine Mahlzeit nach der Faustformel zubereitet wird, und erleben dabei vielleicht ganz neue, ungewohnte Geschmacksrichtungen und ein anders geartetes Sättigungsgefühl. Diese Woche ist auch dazu da, einmal die Vorratsschubladen und Süßigkeitenverstecke zu entrümpeln und – in jeder Hinsicht – Überflüssiges loszuwerden.

Die Welt der Gemüse entdecken

Zwei der häufigsten Fragen, die ich beantworten muss, betreffen die Herkunft meiner Gerichte. Warum gibt es nicht mehr traditionell österreichische oder deutsche Gerichte in meinen Kochbüchern? Warum finden Sie stattdessen so viele asiatisch, italienisch, griechisch oder aus den Küchen des Nahen Ostens inspirierte Gerichte?

Darauf gibt es ein paar einfache Antworten: In der deutschen und österreichischen Küche gibt es traditionell nicht viel Gemüse. Obwohl es einfach ist, zu einem Stück Fleisch mit Kartoffeln einfach mehr Gemüse als Beilage zu servieren, wird Letzteres erfahrungsgemäß am wenigsten gegessen. Es entspricht einfach nicht unserer Küchentradition. Dem Koch oder der Köchin vergeht bei ständigem Gemüseboykott allerdings verständlicherweise die Lust, Brokkoli, Paprika & Co. zuzubereiten.

Schnelle Küche, leicht gemacht

Und wer hat schon Lust darauf, geschweige denn die Energie, nach einem langen Arbeitstag ein Hauptgericht und mindestens zwei Beilagen zu kochen? Deswegen benötigen Sie zur Zubereitung meiner Gerichte selten länger als 30 Minuten. Außerdem kommen die meisten mit einem oder zwei Töpfen bzw. Pfannen aus. Das erleichtert den Abwasch, und außerdem geraten Sie so nicht in Versuchung, die eine oder andere Zutat wegzulassen. Auch Ihr Partner oder Ihre Kinder profitieren davon: Wenn das Gemüse schon mit den anderen Zutaten zusammen in einem Topf oder einer Pfanne ist, wird es eher mitgegessen, als wenn es nur als Beilage serviert wird.

Zudem habe ich die Erfahrung gemacht, dass mich bei der Variation von traditionellen Rezepten schnell Beschwerden von Zuschauern und Lesern erreichen. Denn ein bestimmtes Gericht schmeckt mit mehr Gemüse nun einmal »ganz anders« als gewohnt.

Ich finde es leichter, beim Kochen etwas Neues zu probieren. Einige meiner Rezepte bieten deshalb Überraschungen – dabei sind sie schnell gemacht und familiengerecht.

Leichte Verlockungen schaffen

Es ist erwiesen, dass wir umso mehr von etwas essen, wenn wir es ständig vor unserer Nase haben. Das kann bei Weihnachtsplätzchen zum Problem werden, bei Obst oder Wasser hingegen ganz und gar nicht. Machen Sie sich dieses Verhaltensmuster zunutze und verräumen Sie Kekse oder Knabbereien. Stellen Sie stattdessen ab morgen einen oder zwei Krüge oder Flaschen Wasser auf den Ess- oder Schreibtisch.

Wie Sie wissen, ist der Genuss von Süßigkeiten ab jetzt auf 80:20-Momente beschränkt. Wenn Sie aber bisher daran gewohnt sind, sich nach einer Hauptmahlzeit oder abends etwas Süßes oder Salziges zu gönnen, so tun Sie sich einen Gefallen und räumen Sie Ihre Vorräte für die nächsten vier Wochen weg. Überraschen Sie Ihre Kollegen mit Ihren Knabbereien oder feiern Sie vor Beginn Ihres 4-Wochen-Programms einfach einen 80:20-Tag und schlemmen Sie in vollen Zügen. Keine Sorge, auch in Zukunft können Sie Süßes essen, aber Sie sollten Ihren neuen Gewohnheiten jetzt auch eine echte Chance geben.

Die besten Tipps für jeden Tag

Tauschen Sie Rezepte nach Geschmack aus: Prinzipiell können Sie alle Rezepte der Hauptmahlzeiten nach Lust und Laune zubereiten, denn bei der Walleczek-Methode geht es nicht um einen strengen Diätplan. Sie sollten stattdessen immer das essen, wonach Ihnen gerade ist. Wenn es heute also zu kühl für ein kaltes Mittagessen ist, suchen Sie sich doch eine warme Suppe aus dem 4-Wochen-Plan aus. Aber achten Sie darauf, dass Sie nicht mehr als einmal pro Tag Fleisch zu sich nehmen. Der 4–Wochen-Plan ist so zusammengestellt, dass Sie zwei- bis dreimal Fleisch pro Woche essen können. Idealerweise sollte das auch bei Ihrem selbst zusammengestellten Speiseplan so sein. Natürlich können Sie auch weniger Fleisch verzehren, wenn Ihnen danach ist oder Sie verzichten ganz darauf, wenn Sie sich vegetarisch ernähren möchten. Um noch mehr in den Genuss der wertvollen Inhaltsstoffe pflanzlicher Zutaten zu kommen, ist mindestens eine Mahlzeit pro Tag völlig frei von tierischen Produkten.

INFO

Das Volumen von Hülsenfrüchten verändert sich beim Kochen: 1 Esslöffel getrocknete Bohnen ergibt gekocht 2 Esslöffel, 1 Esslöffel rohe Linsen gekocht 2,3 Esslöffel.

Fett: Weniger ist mehr

Kalorien zählen Sie nicht, aber wenn Sie zu viel »Treibstoff«-Fett zu sich nehmen, landet es in den Depots. Und was Sie davon nicht durch körperliche Aktivität verbrennen, bleibt Ihnen erhalten. Daher sollten Sie mit gesättigten und einfach ungesättigten Fetten sparsam umgehen (siehe hierzu auch Seite 23).

Genießen Sie Ihr neues Leben und lassen Sie sich auch durch andere Kochbücher inspirieren, in denen mit Gemüse gezaubert wird.

Zwischenmahlzeiten müssen sein!

Um Hungerattacken vorzubeugen und damit Sie den ganzen Tag viel Energie haben, gibt es auch zwischendurch etwas Leckeres. Wenn zwischen zwei Mahlzeiten mehr als drei oder vier Stunden liegen, sollten Sie auf jeden Fall eine Zwischenmahlzeit einplanen. Wenn Sie gegen 13 Uhr Mittag essen und erst nach 19 Uhr zu Abend, sogar zwei. Blättern Sie jetzt weiter bis auf Seite 102. Dort finden Sie einige Anregungen für Kleinigkeiten zwischendurch. Was Ihnen gefällt, notieren Sie bitte auf Ihrer Einkaufsliste.

OBST

1 Apfel
2 Aprikosen, getrocknet
½ Birne
1 Pckg. TK-Himbeeren (300 g)
½ Dose Kokosmilch
1 Limette
2 Zitronen (Bio)

SALAT & GEMÜSE

1 Handvoll Basilikumblätter
1 Kopf Blattsalat
½ Kopf Blumenkohl
2 Handvoll Champignons
1 rote Chilischote, frisch
1 Chinakohl, klein
1 Bund Dill, klein
2 Gurken
1 TL Kapernblüten
2 faustgroße Portionen Kartoffeln
1 Beet Kresse
1 Handvoll Kirschtomaten
4 Knoblauchzehen
½ Tasse Mais (TK oder Dose)
5 Möhren
4 EL schwarze Oliven
½ Paprika, gelb oder grün
1 Paprika, rot
1 Bund glatte Petersilie
½ Dose Pizza-Tomaten (200 g)
2 Handvoll Radieschen
2 Salatherzen
½ Bund Schnittlauch
1 Shiitakepilz, getrocknet
5 Stangen Staudensellerie
3 Handvoll Tomaten
3 Zucchini
7 Zwiebeln
3 Zwiebeln, rot

HÜLSENFRÜCHTE & GETREIDE

8 EL Bohnen, weiß (Dose)
150 g Bulgur, roh
3 EL Haferflocken
8 EL Kichererbsen (Dose/Glas)
1 Scheibe Knäckebrot
95 g Linsen, gelb
1 ½ TL Mehl
1 große Scheibe Pumpernickel
150 g Quinoa, roh
20 g Reisnudeln
150 g Sojajoghurt
100 g Tofu
3 Weizentortillas (Kühlregal)
3 Scheiben Vollkornbrot
1 Vollkornbrötchen
2 Scheiben Vollkorntoast

NÜSSE & SAMEN

4 EL Cashewnüsse
1 EL Kürbiskerne
2 TL Leinsamen
2 EL Mandeln
3 EL Walnüsse

EIER & MILCHPRODUKTE

Butter
5 Eier (Bio)
½ Becher Hüttenkäse (100 g)
3 EL Milch
1 Mozzarella (light)
1 TL Sauerrahm
135 g Schafskäse (Feta)
2 EL Schlagsahne
2 EL Parmesan, gerieben

FLEISCH & FISCH

50 g Forellenfilet, geräuchert
200 g Hackfleisch, gemischt
1 handtellergroße Hähnchenbrust
    (ca. 120 g)
1 handtellergroßes Stück Lachs
    (ca. 120 g)

GEWÜRZE

Chilipaste (Sambal Oelek)
Currypulver
Gemüsebrühe (Bio)
Harissa oder Chilipaste
Kümmelsamen
Lorbeerblatt
Majoran, getrocknet
Mayonnaise
Olivenöl
Oregano, getrocknet
Paprikapulver
Rosmarin, getrocknet
Salz, schwarzer Pfeffer
Sardellenpaste
scharfer Senf
Sojasauce
Tahin (Sesammus)
Thaicurrypaste, rot (Asialaden)
Thymian, getrocknet
Tomatenmark
Weißweinessig
Zimtpulver

Diese Zutatenliste finden Sie auch
unter www.gu.de/faustformel.

VARIANTE
Als Variante zum geräuchertem Forellenfilet schmeckt in diesem Frühstücksrezept auch Räucherlachs.

FRÜHSTÜCK
Vollkornbrot mit geräuchertem Forellenfilet

1 große Scheibe Vollkornbrot (oder Vollkornbröt-chen) | Butter | 50 g geräuchertes Forellenfilet | 1–2 EL Kresse oder geriebener Meerrettich (Glas) | 1 Handvoll Tomaten (oder 1 Stück Gurke) | Salz, schwarzer Pfeffer aus der Mühle

1   Das Vollkornbrot oder -brötchen nach Belieben toasten, dünn mit Butter bestreichen und mit dem Forellenfilet belegen. Mit Kresse bestreuen oder mit Meerrettich bestreichen.

2   Tomaten waschen, Stielansätze entfernen und das Fruchtfleisch vierteln. Alternativ die Gurke nach Belieben schälen und in Scheiben schneiden. Das Gemüse salzen, pfeffern und dazu servieren.

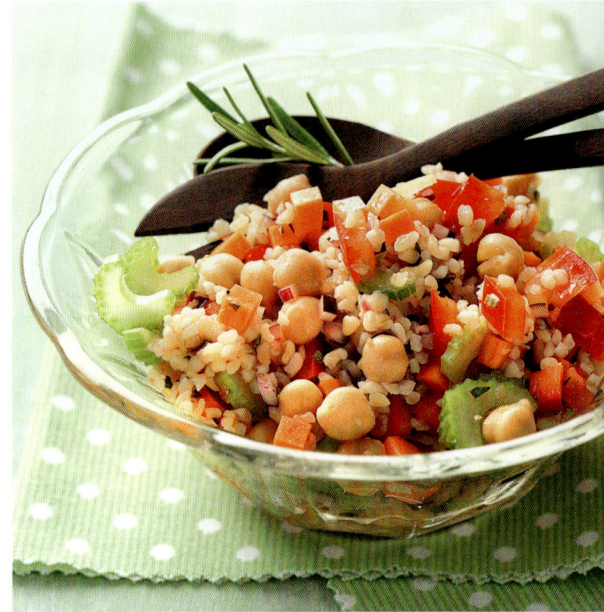

Bunter Gemüsesalat mit Bulgur

MITTAGESSEN
Bunter Gemüsesalat mit Bulgur

1 EL Bulgur, roh (2,5 EL Bulgur, gekocht) | Salz, schwarzer Pfeffer aus der Mühle | 3 EL Olivenöl | 1 EL Weißweinessig | ½ kleine rote Zwiebel | ½ Knoblauchzehe | 1 kleiner Rosmarinzweig (oder ½ TL getrockneter Rosmarin) | Chilipaste (Sambal Oelek) | ½ rote Paprika | 1 Möhre | 3 Stangen Staudensellerie | 4 EL gekochte Kichererbsen (Glas)

1   Den rohen Bulgur in 10 Min. bissfest kochen (siehe »Nicht vergessen!«). Für die Salatsauce in einer mittelgroßen Schüssel 3 EL Olivenöl und

NICHT VERGESSEN!
Kochen Sie den Bulgur für Mittag- und Abendessen auf einmal. Dazu geben Sie 150 g Bulgur mit 300 ml Wasser in einen Topf und kochen ihn in 10 Min. bissfest.

1 EL Essig mit wenig Salz und Pfeffer verrühren. Die Zwiebelhälfte und den Knoblauch schälen und fein würfeln. Beides unter die Sauce rühren. Rosmarin waschen, trocken schütteln, die Nadeln abstreifen, fein hacken und unterrühren. Nach Geschmack Chilipaste unterrühren.

2   Paprika waschen, entkernen und klein würfeln. Möhre nach Belieben schälen und würfeln. Staudensellerie waschen, längs halbieren und in feine Ringe schneiden. Kichererbsen waschen und ab-seihen. Bulgur abtropfen und mit dem Gemüse unter die Salatsauce rühren.

ABENDESSEN
Hähncheneintopf mit Oliven

1 Zwiebel | 1 Knoblauchzehe | 1 Möhre | ½ mittel-
großer Zucchino | 1 handtellergroßes Hähnchen-
schnitzel oder -brustfilet (oder Pute, ca. 120 g) |
½ Tasse Bulgur (300 g Bulgur, gekocht) | Salz,
schwarzer Pfeffer aus der Mühle | Olivenöl | 1 TL
Mehl | 2 EL Tomatenmark | 400 ml Gemüsebrühe |
2 EL schwarze Oliven (z. B. Kalamata) | 1 TL Sardel-
lenpaste

1 Zwiebel und Knoblauch schälen, fein schneiden
und 5 Min. ziehen lassen. Möhre waschen und
nach Belieben schälen. Zucchino waschen. Beide
längs halbieren und in Halbringe schneiden. Das
Hähnchenfleisch würfeln.

2 Bulgur in einem Topf mit 1 Tasse Salzwasser in
ca. 15 Min. garen. Oder vorbereiteten Bulgur kurz in
einer Pfanne erwärmen (siehe »Nicht vergessen!«).

3 In einer Pfanne Olivenöl erhitzen und das
Fleisch darin bei starker Hitze anbraten. Zwiebeln
und Knoblauch hinzufügen und bei mittlerer Hitze
2–3 Min. braten. Mit Mehl bestäuben. Tomatenmark zugeben und unter Rühren 1 Min. braten.
400 ml Brühe dazugießen. Die ganzen Oliven und
Sardellenpaste unterrühren und ca. 5 Min. köcheln
lassen. Salzen und pfeffern. Möhren und Zucchini
zufügen und alles in 5–10 Min. bissfest garen.

TIPP: Zwiebeln und Knoblauch sollten Sie nach dem
Schneiden etwas ziehen lassen, denn nur so entfalten sich
ihre ätherischen Öle, die krebshemmend wirken.

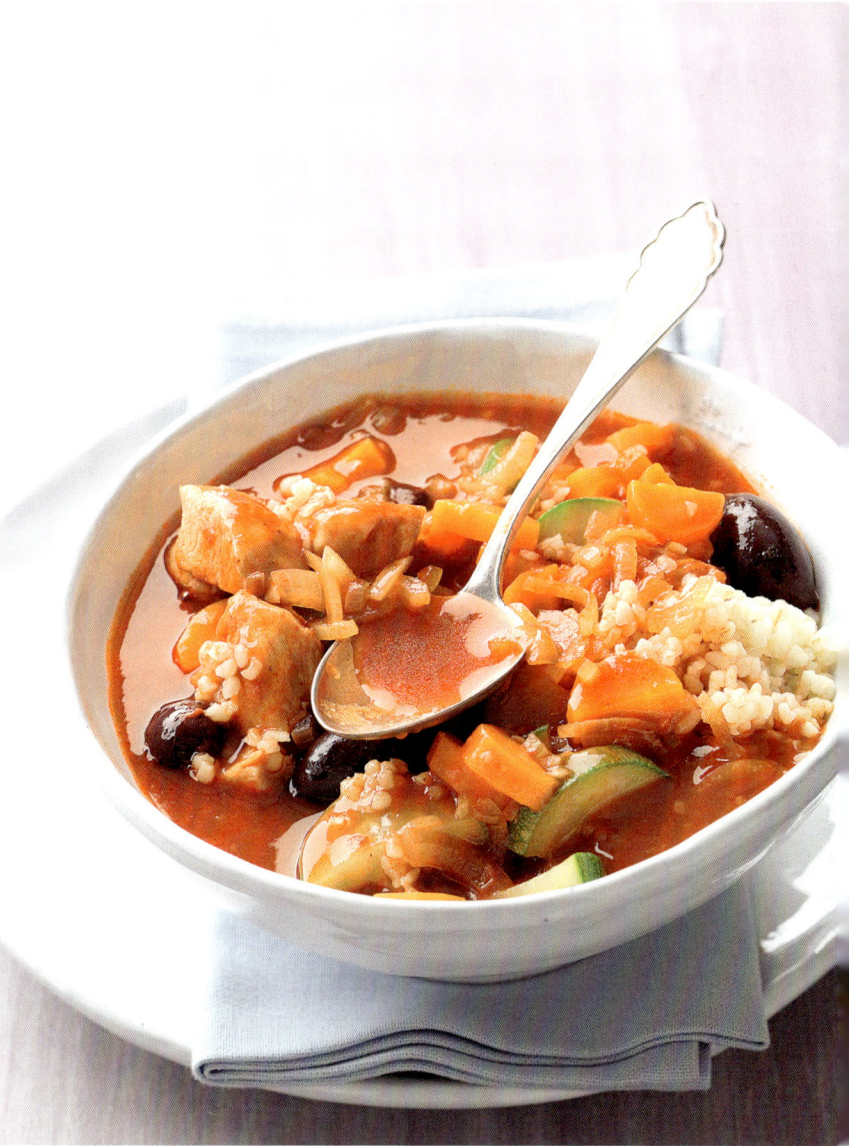

Hähncheneintopf mit Oliven

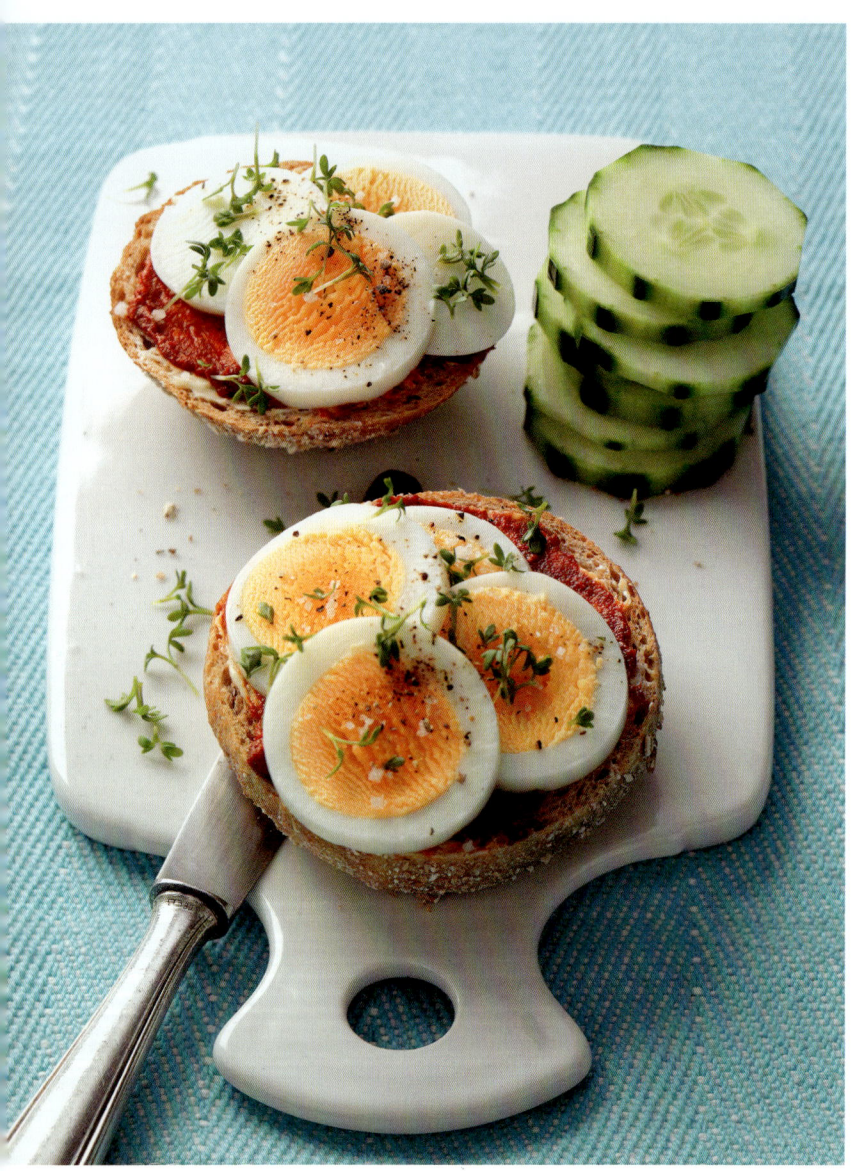

Butter-Tomaten-Brötchen mit Ei und Kresse

FRÜHSTÜCK
Butter-Tomaten-Brötchen mit Ei und Kresse

1 Bio-Ei | 1 Vollkornbrötchen (oder 1 große Schei-be Vollkornbrot) | Butter | 1 EL Tomatenmark | Salz, schwarzer Pfeffer aus der Mühle | evtl. 1 EL abgezupfte Kresseblättchen | 1 Handvoll Radies-chen oder 1 Stück Gurke

1 Das Ei in einem Topf mit Wasser bedecken und in 6–10 Min. wachsweich oder hart kochen. Kalt abschrecken, schälen und in Scheiben schneiden oder mit einer Gabel zerdrücken.

2 Das Brötchen dünn mit Butter und Tomatenmark bestreichen. Mit Eierscheiben belegen und Salz und Pfeffer würzen. Nach Belieben mit Kresse be-streuen.

3 Radieschen waschen, putzen, halbieren, salzen und dazu servieren.

VARIANTE: Statt der abgezupften Kresseblättchen kön-nen Sie selbstverständlich jedes andere frische Kraut ver-wenden. Ziehen Sie sich auf der Fensterbank oder dem Balkon dazu immer einen Vorrat, mit dem Sie Ihrem Früh-stücksbrot eine ganz besondere Note verleihen: Mit der To-mate harmonieren auch fein geschnittenes Basilikum, Pe-tersilien-, Kerbel-, Koriander- und Oreganoblätter oder Schnittlauchröllchen.

MITTAGESSEN

Grüner Salat mit Schafskäse, Birne und Walnüssen

6 große Handvoll Blattsalat | 3 EL Olivenöl | 3 TL frischer Zitronensaft | Salz, schwarzer Pfeffer aus der Mühle | 3 EL Walnüsse | ½ Birne | 60 g Schafskäse (Feta) | 1 Scheibe Knäckebrot

1 Den Salat zupfen, waschen, trocken schleudern und in eine Schüssel geben. Für die Salatsauce in einer kleinen Schüssel 3 EL Olivenöl und 3 TL Zitronensaft verrühren. Salzen und pfeffern.

2 Walnüsse knacken und grob hacken. Birne waschen, schälen, vierteln, entkernen und klein würfeln. Schafskäse mit einer Gabel zerdrücken und mit Birnenwürfeln und Nüssen vermischen.

3 Sauce über den Salat geben und die Käse-Nuss-Mischung darüberstreuen. Nach Belieben mit Knäckebrot servieren.

TIPP: Wenn Sie den Salat ins Büro mitnehmen möchten, träufeln Sie Zitronensaft über die Birnenwürfel, damit sie nicht braun werden. Die Salatsauce getrennt in einem Plastikbehälter transportieren und erst vor dem Servieren über den Salat geben.

ABENDESSEN

Thaicurry mit Kokosmilch und Tofuwürfeln

1 Handvoll Reisnudeln (ca. 20 g) | 2 EL Cashew- oder Erdnüsse | 1 Zwiebel | Kokosfett oder Olivenöl | 1 TL rote Thaicurrypaste (Asialaden) | ½ Dose Kokosmilch | 1 Möhre | 1 kleiner Zucchino | 100 g Tofu | 2–3 TL Sojasauce | 1–2 EL frischer Limettensaft | Salz, schwarzer Pfeffer aus der Mühle

1 Reisnudeln in eine Schüssel geben und mit heißem Wasser übergießen oder nach Packungsanleitung weich kochen. Cashew- oder Erdnüsse in der Küchenmaschine fein mahlen.

2 Zwiebel schälen, halbieren und quer in Streifen schneiden. In einem Topf ein wenig Kokosfett oder Olivenöl erhitzen und Zwiebeln darin andünsten. Die gemahlenen Nüsse und die Currypaste dazugeben und unter Rühren 1–2 Min. rösten. Kokosmilch zugießen und sämig einkochen. Evtl. Wasser unterrühren, falls die Sauce zu dick wird.

3 Möhre waschen, nach Belieben schälen und in Scheiben schneiden. Zucchino waschen, halbieren und in Halbringe schneiden. Beides dazugeben und in ca. 4–5 Min. bissfest garen.

4 Den Tofu in etwa 1 cm große Würfel schneiden, unterrühren und kurz ziehen lassen, bis er warm ist. Die Nudeln unterheben und mit Sojasauce, Limettensaft, Salz und Pfeffer abschmecken.

VARIANTE

Falls Sie keine Küchenmaschine haben, können Sie die gemahlenen Nüsse auch weglassen. Oder Sie variieren das Rezept mit gemahlenen Haselnüssen oder Mandeln, die Sie fertig im Handel bekommen.

NICHT VERGESSEN!

Weichen Sie heute Abend die Mandeln und Aprikosen für Ihr morgiges Frühstück in reichlich Wasser ein.

VARIANTE
Für das Morgenmüsli können Sie anstatt des Apfels jedes andere festfleischige Obst der Saison verwenden, z. B. 1 feste Birne.

FRÜHSTÜCK
Apfel-Nuss-Müsli

1 Apfel | 2 getrocknete Aprikosen | 2 EL Mandeln | 1 EL Kürbiskerne | 2 TL Leinsamen

1   Den Apfel waschen, schälen, vom Kerngehäuse befreien und in grobe Stücke schneiden. Die eingeweichten Aprikosen mit einem scharfen Messer grob schneiden. Apfelstücke und Aprikosen mit Nüssen und Samen in der Küchenmaschine oder mit dem Mixstab fein pürieren.

MITTAGESSEN
Griechischer Quinoasalat

½ Tasse Quinoa (ca. 80 g) | Salz, schwarzer Pfeffer aus der Mühle | 3 EL Olivenöl | 1 EL Weißweinessig | ½ TL getrockneter Oregano | 2 EL schwarze Oliven (z. B. Kalamata) | 60 g Schafskäse (Feta) | ½ Gurke | 2 Tomaten | ½ kleine rote Zwiebel

1   Quinoa in einem Topf mit 1 ½ Tassen Salzwasser zum Kochen bringen. Bei kleiner Hitze in 15 Min. weich garen.

Griechischer Quinoasalat

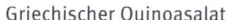

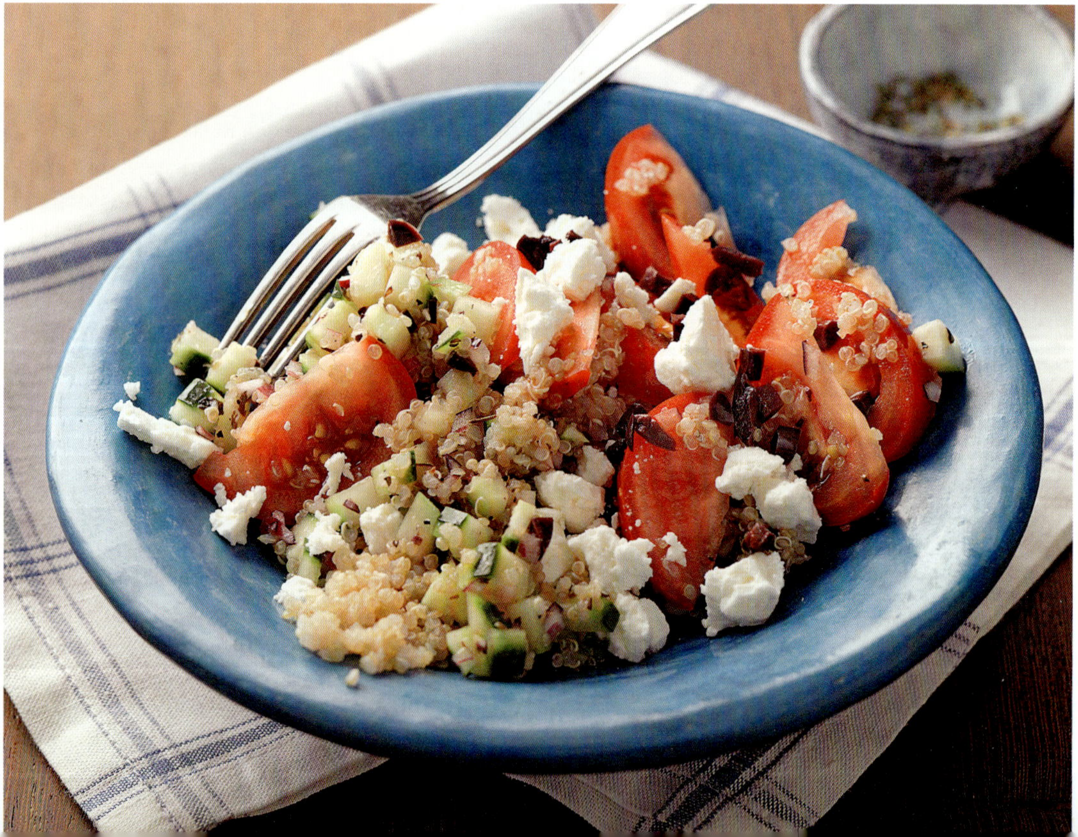

2 Für die Salatsauce Olivenöl und Essig verrühren, mit Oregano würzen, salzen und pfeffern.

3 Oliven mit der Messerseite andrücken, entkernen und grob hacken. Schafskäse in kleine Würfel schneiden oder mit einer Gabel zerdrücken. Gurke waschen, nach Belieben schälen und fein würfeln. Tomaten waschen, Stielansätze entfernen und würfeln. Zwiebel schälen und fein hacken. Quinoa, Schafskäse und das Gemüse unter die Sauce heben. Mit Salz und Pfeffer abschmecken.

ABENDESSEN
Hackfleischbällchen in Paprika-Tomatensauce

Für 16 Hackfleischbällchen (siehe »Nicht vergessen!): 2 TL Schafskäse (Feta) | 200 g gemischtes Hackfleisch | 2 TL getrockneter Majoran | 1 TL Mayonnaise | Salz, schwarzer Pfeffer aus der Mühle | Olivenöl | 1 Zwiebel | ½ Zucchino | ½ gelbe oder grüne Paprika | ½ TL Mehl | ½ Dose Pizza-Tomaten (200 g) | 1 EL Tomatenmark | 1 Knoblauchzehe | 1 Scheibe Vollkornbrot

1 Schafskäse mit einer Gabel fein zerdrücken. Hackfleisch in einer Schüssel mit 1 TL Majoran, Mayonnaise und Schafskäse verrühren, salzen und pfeffern. Mit 1 Teelöffel Nocken abstechen und zu kleinen Bällchen formen.

2 In einer Pfanne Olivenöl heiß werden lassen und die Hackfleischbällchen darin rundherum 3–4 Min. anbraten, herausnehmen und beiseite stellen.

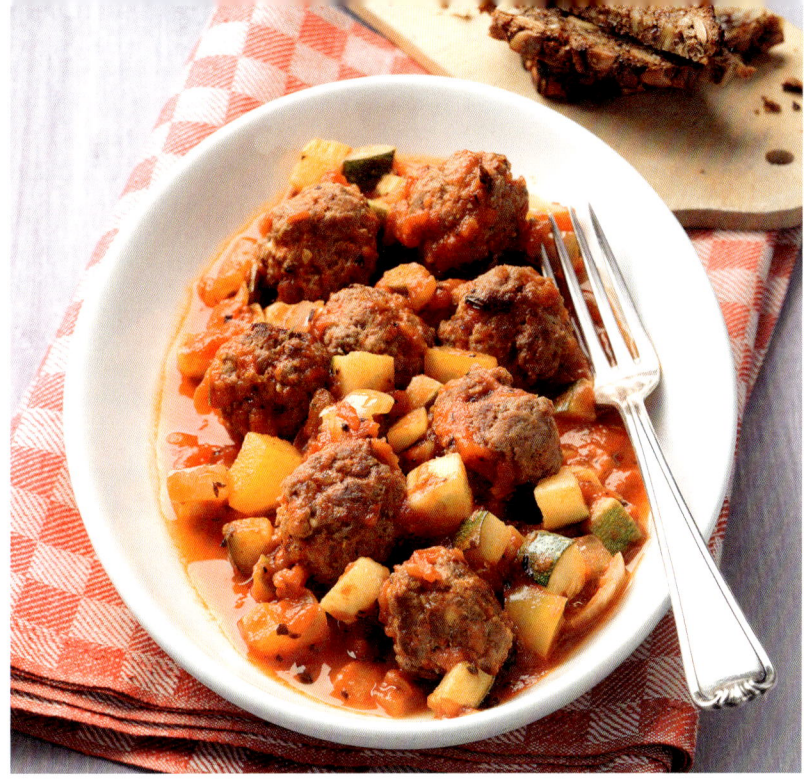

Hackfleischbällchen in Paprika-Tomatensauce

3 Für die Sauce Zwiebel schälen, grob hacken und in dem heißen Fett andünsten. Zucchino und Paprika waschen, würfeln, dazugeben und mit 1 TL Majoran würzen. 1–2 Min. braten und mit ½ TL Mehl bestäuben. Umrühren, Tomatenmark unterrühren und die Tomaten mit Saft dazugeben. Unter Rühren weiterkochen und evtl. etwas Wasser angießen, falls die Sauce zu dick wird. 8 Fleischbällchen in die Sauce legen. Bei kleiner Hitze 5–6 Min. garen.

4 Knoblauch schälen. Vollkornbrot toasten, mit Olivenöl beträufeln und die Knoblauchzehe darüberreiben oder -pressen. 1–2 Min. im Ofen (Mitte) bei 225° (Umluft 200°) rösten.

NICHT VERGESSEN!
• 8 Hackfleischbällchen und 4 EL der Gemüsesauce bitte für das morgige Mittagessen beiseite stellen und im Kühlschrank aufbewahren.
• Tauen Sie heute Abend ½ Pckg. TK-Himbeeren für morgen Früh auf.

FRÜHSTÜCK

Haferflocken-Beerenmüsli

3 EL Haferflocken | ½ Pckg. TK-Himbeeren (oder gemischte Beeren), aufgetaut | 1 kleiner Becher Sojajoghurt (150 g) | 2 EL Cashewnüsse | ½ TL Zimt oder Mark von ½ Vanilleschote

1 Die Haferflocken in eine Schüssel geben und mit kochendem Wasser übergießen. Die Flocken 8–10 Min. quellen lassen.

2 Mit den Himbeeren und dem Joghurt verrühren. Nüsse dazugeben. Mit Zimt oder dem Mark von 1 ausgekratzten Vanilleschote verfeinern.

MITTAGESSEN

Tortilla-Wrap mit Fleischbällchen

2 große Tortillas (Kühlregal) | 2 TL Harissa oder Chilipaste | 2 große Handvoll Salatherzen oder Babysalat | ½ Gurke | 8 Fleischbällchen und 4 EL Gemüsesauce (beides von gestern)

1 Tortillas in eine Pfanne ohne Fett legen und bei mittlerer Hitze von beiden Seiten anwärmen. Auf jeder Tortilla längs in der Mitte einen Streifen mit jeweils 1 TL Harissa oder Chilisauce bestreichen.

2 Salat vom Strunk befreien, zupfen, waschen und trocken schleudern. Die Gurke waschen, nach Belieben schälen, längs halbieren und in dünne Stifte schneiden. Salat und Gurke gleichmäßig auf den beiden Tortillas verteilen.

3 Jeweils 4 Fleischbällchen und 2 EL Sauce daraufgeben. Jede Tortilla zuerst von unten einklappen und dann von der Seite her fest einrollen.

ABENDESSEN

Pikante Mais-Kartoffel-Frittata

1 Zwiebel | 1 Zucchino | 1 kleine Kartoffel | 1 rote frische Chilischote (oder getrocknet) | 2–3 Tomaten | 2 Eier | ½ Tasse TK-Maiskörner (alternativ Dose) | Salz, schwarzer Pfeffer aus der Mühle | Olivenöl | 3–4 TL Butter

1 Den Ofen auf 200° (Umluft 180°) vorheizen.

2 Zwiebel schälen, in Ringe schneiden und 5 Min. ziehen lassen. Zucchino waschen und auf der Vierkantreibe grob raspeln. Kartoffel waschen, schälen und ebenfalls grob raspeln. Chilischote halbieren, entkernen, waschen und fein hacken. Benutzen Sie dazu am besten Einweghandschuhe oder waschen Sie sich danach gründlich die Hände. Tomaten waschen, Stielansätze entfernen, nach Belieben entkernen und das Fruchtfleisch würfeln.

3 Eier und Maiskörner in der Küchenmaschine oder mit dem Mixstab zerkleinern, aber nicht pürieren. Salzen und pfeffern.

4 In einem Topf ein wenig Olivenöl erhitzen und die Zwiebelringe darin andünsten. Den Zucchino, die Kartoffeln, die Tomaten und den Chili dazugeben und 4–5 Min. braten. Noch einmal alles kräftig mit Salz und Pfeffer würzen.

TIPP

Das A und O bei der Vorbereitung eines Blattsalats ist eine Salatschleuder. Denn nur auf trockenen Salatblättern kann ein Dressing gut halten, und Sie können entsprechend sparsamer mit Öl umgehen. Salatschleudern bekommen Sie in verschiedenen Ausführungen im Fachhandel.

5 Den Topf vom Herd ziehen, etwas abkühlen lassen und die Eimasse darunterrühren. Eine kleine ofenfeste Form mit Butter ausfetten und die Gemüsemischung locker darin verteilen. 1 TL Butterflocken daraufgeben und im Ofen in 15–20 Min. goldbraun backen. Die Gemüse-Frittata schmeckt heiß und kalt!

WARENKUNDE: An einer Chilischote sind die weißen »Fäden« und die Kerne das Schärfste. Das Fruchtfleisch hat dafür den intensivsten Geschmack. Chilischoten gibt es in den unterschiedlichsten Varianten und Schärfegraden. Es gibt milde, süßliche sowie feurig-scharfe Arten. Ihr Schärfegrad wird von eins (mild) bis zehn (extrem scharf) unterschieden. Beim Umgang mit den Schoten lassen Sie bitte große Sorgfalt walten. Berühren Sie nach dem Schneiden auf keinen Fall Augen oder Nase, bevor Sie Ihre Hände gewaschen haben!
Bei den Handelsbezeichnungen der scharfen Schoten kommt es übrigens auf das Herkunftsland an: Früchte aus Mittelamerika oder aus Asien werden als »Chilis« angeboten, solche aus Europa, insbesondere aus dem Mittelmeerraum, dagegen als »Peperoni«.
Wenn Sie keine frischen Chilis bekommen, können Sie genauso gut auch getrocknete verwenden. Allerdings verstärken sich Aroma und Schärfe durch das Trocknen. Auch hier gilt: Ohne Kerne mildern Sie den Geschmack der pikanten Schoten. Wenn Sie versehentlich einmal zu viel Chili oder Cayennepfeffer erwischt haben sollten, trinken Sie am besten einen kleinen Schluck Milch (auch Sojamilch) oder essen einen Bissen von einem anderen Milchprodukt, wie Joghurt oder Käse. Zu scharfen Gerichten wird in Indien aus diesem Grund oft Lassi, ein Joghurtgetränk, gereicht. Wasser gegen die Schärfe zu trinken oder ein Stück Brot zu essen, bringt dagegen meist wenig.

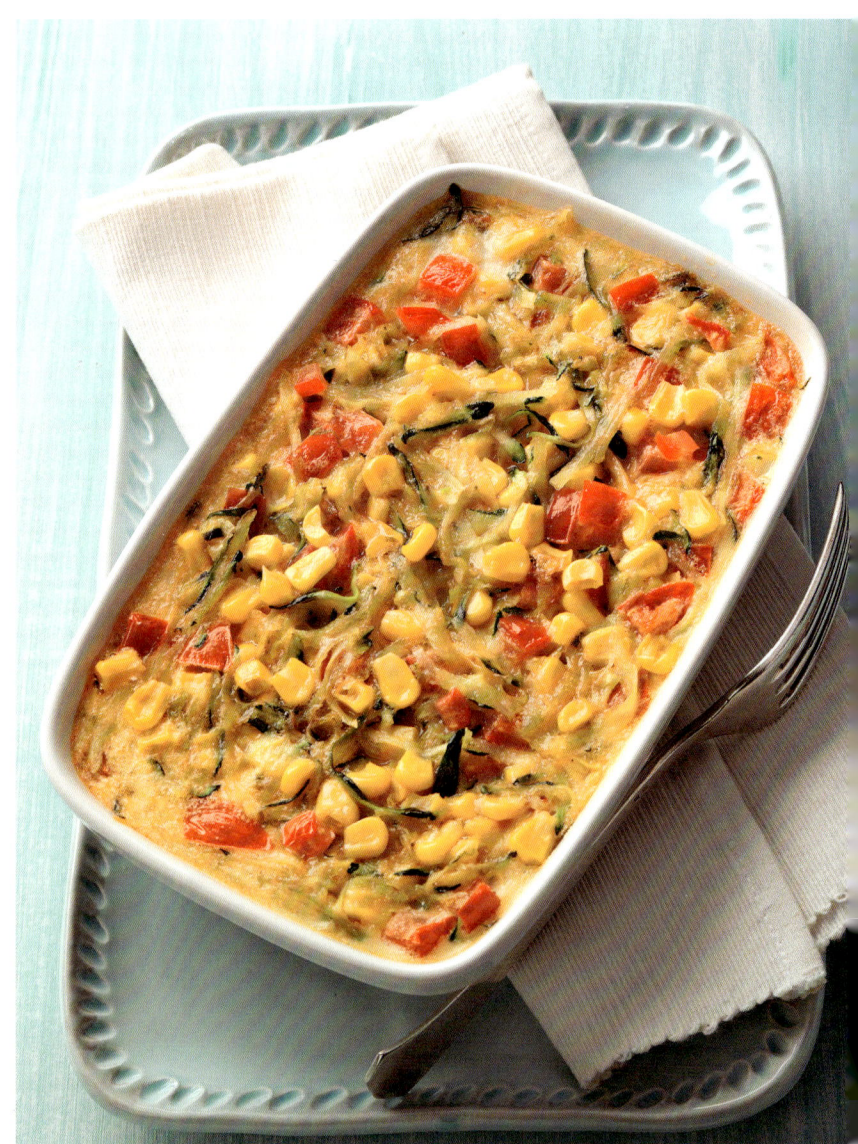

Pikante Mais-Kartoffel-Frittata

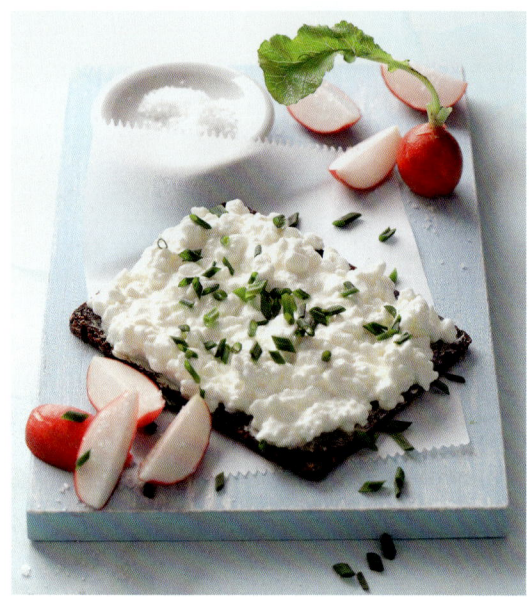

Pumpernickel mit Hüttenkäse, Schnittlauch und Radieschen

WARENKUNDE

Pumpernickel heißt ein sehr dunkles Vollkornbrot, das aus der nordrhein-westfälischen Küche stammt. Es besteht aus Roggenschrot und ganzen Roggenkörnern. Sein typischer süßlicher Geschmack stammt aus der Zugabe von Zuckerrübensirup.

FRÜHSTÜCK
Pumpernickel mit Hüttenkäse, Schnittlauch und Radieschen

1 große Scheibe Pumpernickel (alternativ Vollkornbrot oder 1 Vollkornbrötchen) | Butter | ½ Becher Hüttenkäse (100 g) | ½ Bund Schnittlauch | 1 Handvoll Radieschen | Salz

1 Pumpernickel oder Vollkornbrot nach Belieben toasten, dünn mit Butter und dann dick mit Hüttenkäse bestreichen. Schnittlauch waschen, trocken schütteln, fein hacken und darüberstreuen.

2 Radieschen waschen, putzen und vierteln. Etwas salzen und dazu servieren.

MITTAGESSEN
Blumenkohlsuppe mit gelben Linsen

1 große Zwiebel | ½ Kopf Blumenkohl | Olivenöl oder Kokosfett | ½ Tasse gelbe Linsen (ca. 95 g) | 1 Lorbeerblatt | ½ TL Currypulver | Salz, schwarzer Pfeffer aus der Mühle | frischer Zitronensaft

1 Zwiebel schälen, in grobe Stücke schneiden und 5 Min. ziehen lassen. Blumenkohl waschen, putzen und in Stücke schneiden.

2 In einem Topf ein wenig Olivenöl oder Kokosfett erhitzen und Zwiebelstücke darin andünsten. Blumenkohl hinzufügen und unter Rühren 1–2 Min. bei starker Hitze braten. So viel Wasser zugeben, bis das Gemüse bedeckt ist.

3 Linsen waschen und unterrühren. Lorbeerblatt einlegen und alles zum Kochen bringen. Nach 2–3 Min. Hitze reduzieren und das Gemüse in ca. 10 Min. weich garen. Lorbeerblatt entfernen und das Gemüse mit dem Mixstab pürieren. Mit Curry, Salz, Pfeffer und etwas Zitronensaft abschmecken.

TIPP: Hülsenfrüchte wie Linsen, Bohnenkerne & Co bitte immer erst salzen, wenn sie ganz weich sind, da sie sonst im Kern hart bleiben.

ABENDESSEN

Lachs mit Dill-Kapernbutter und geschmorten Gurken

1 faustgroße Portion Kartoffeln | Salz, schwarzer Pfeffer aus der Mühle | 1 mittelgroße Gurke | Butter | 1 handtellergroßes Stück Lachs (ca. 120 g) | 1 kleiner Bund Dill | 1 TL Kapernblüten | 1 TL scharfer Senf | 1 TL Sauerrahm

1 Ofen auf 250° (Umluft 220°) vorheizen. Kartoffeln waschen, schälen, vierteln und in einem Topf mit Salzwasser zum Kochen bringen.

2 Gurke nach Belieben schälen, längs vierteln und quer in 1 cm große Stücke schneiden. In einem Topf ein wenig Butter schmelzen und die Gurken bei kleiner Hitze andünsten. Salzen und so lange rühren, bis sie Saft lassen. Anschließend zudecken und weich dünsten.

3 Lachs auf Backpapier legen und im Ofen (Mitte) in ca. 12–15 Min. garen. Dill waschen und trocken schütteln. Die Hälfte davon mit den Kapern fein hacken und in einer Schüssel mit Senf und 1 TL zimmerwarmer Butter verrühren.

4 Den restlichen Dill hacken und mit dem Sauerrahm unter die Gurken rühren. Mit Salz und Pfeffer abschmecken. Die Dill-Kapernbutter zum Lachs und den Kartoffeln servieren.

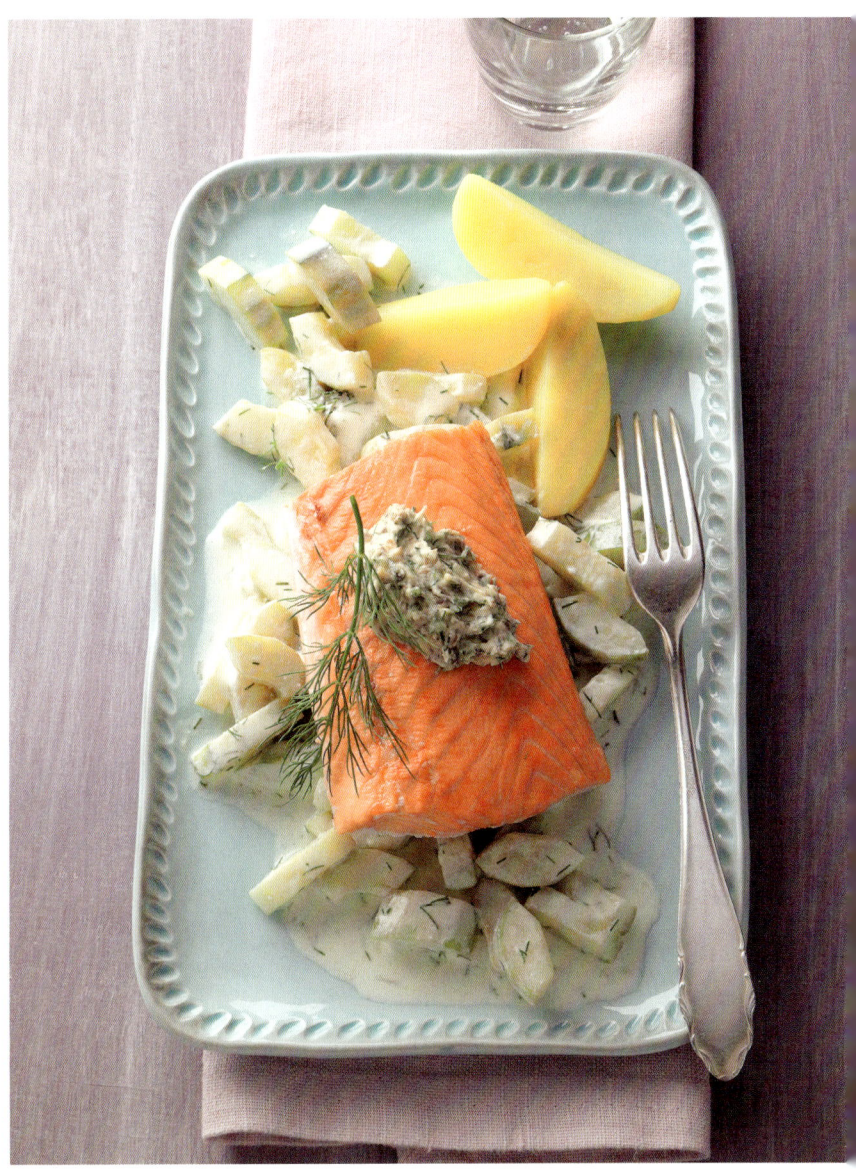

Lachs mit Dill-Kapernbutter und geschmorten Gurken

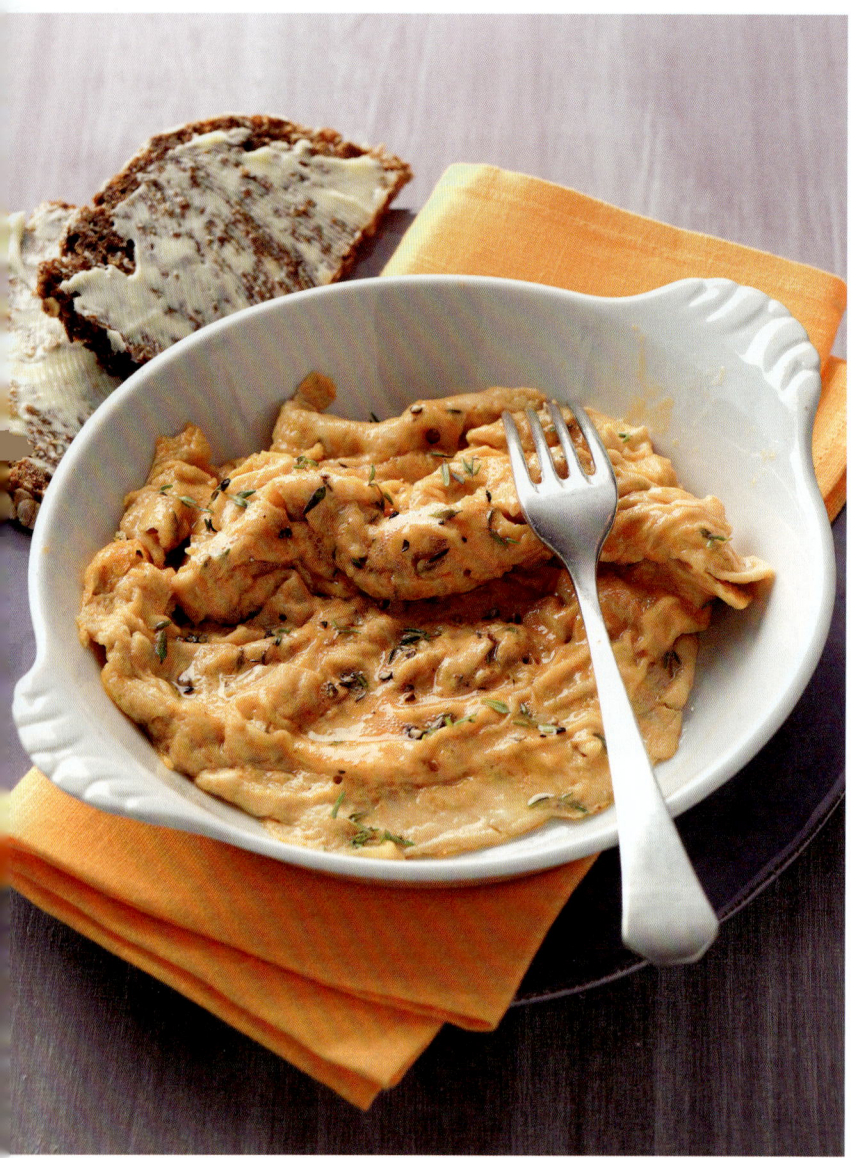

FRÜHSTÜCK
Tomatenrührei auf Vollkornbrot

½ rote Zwiebel | Butter | Salz, schwarzer Pfeffer aus der Mühle | ½ TL getrockneter Thymian | 1 Ei | 1 EL Tomatenmark | 1 große Scheibe Vollkornbrot

1 Zwiebel schälen, fein würfeln und 5 Min. ziehen lassen. In einem Topf ein wenig Butter erhitzen und die Zwiebeln darin weich dünsten. Salzen, pfeffern und Thymian zugeben. Unter Rühren 1–2 Min. weiter braten.

2 In einer kleinen Schüssel das Ei mit einer Gabel verquirlen. Tomatenmark unter die Zwiebelmischung rühren und das verquirlte Ei dazugeben. Bei kleiner Hitze etwas stocken lassen und nur vorsichtig umrühren. Bevor das Rührei ganz gestockt ist, vom Herd ziehen.

3 Das Vollkornbrot toasten, dünn mit Butter bestreichen und zum Rührei servieren.

WARENKUNDE: Tomaten sind reich an dem gesunden bioaktiven Pflanzenstoff Lycopin. Diese zellschützende Substanz gehört zur Gruppe der Carotinoide und verleiht den Früchten ihre rote Farbe. Besonders reichlich ist sie enthalten in verarbeiteten Tomaten, wie etwa Pizza-Tomaten aus der Dose oder Tomatenmark, da sich durch das Erhitzen die Bioverfügbarkeit von Lycopin erhöht.

Tomatenrührei auf Vollkornbrot

MITTAGESSEN

Weißer Bohnensalat mit Tomaten und Mozzarella

½ rote Zwiebel | Salz, schwarzer Pfeffer aus der Mühle | 2 EL Weißweinessig | 1 Handvoll Kirschtomaten | 2 Stangen Staudensellerie | 2 Möhren | 1 Kugel Mozzarella (light) | 4 EL kleine weiße Bohnen (Dose) | 1 Handvoll Basilikumblätter | ½ TL getrockneter Oregano oder Majoran | 2–3 EL Olivenöl

1   Zwiebel schälen und fein hacken. Mit einer Prise Salz und 2 EL Essig verrühren. Die Mischung 5 Min. stehen lassen.

2   Kirschtomaten waschen und vierteln, Staudensellerie waschen, längs halbieren und quer in feine Scheiben schneiden. Möhren waschen, nach Belieben schälen, längs vierteln und quer in Würfel schneiden. Mozzarella in kleine Würfel schneiden.

3   Bohnen abspülen und abtropfen lassen. Basilikum waschen, abtupfen und klein schneiden. Alle Zutaten miteinander verrühren und mit Oregano würzen. 2–3 EL Olivenöl unterrühren und mit Salz und Pfeffer abschmecken.

TIPP: Weichen Sie getrocknete Bohnen über Nacht ein. Dann in frischem Wasser sprudelnd zum Kochen bringen und bei kleiner Hitze garen. Bei einigen Sorten, wie auch bei Kichererbsen, kann das 1 ½ bis 2 Stunden dauern. Auf keinen Fall salzen, bevor sie weich sind.

ABENDESSEN

Pilz-Parmesan-Quinotto

1 getrockneter Shiitake- oder Steinpilz | 1 Zwiebel | 1 Knoblauchzehe | Olivenöl | 2 Handvoll Champignons | Salz, schwarzer Pfeffer aus der Mühle | ½ Tasse Quinoa (ca. 80 g) | 1 Tasse Bio-Gemüsebrühe | 2 EL Schlagsahne | 2 EL geriebener Parmesan | frischer Saft von ½ Zitrone | ½ Bund glatte Petersilie

1   In einer Schüssel den getrockneten Shiitake- oder Steinpilz mit heißem Wasser übergießen und ca. 15 Min. quellen lassen.

2   Zwiebel und Knoblauch schälen, fein hacken und 5 Min. ziehen lassen. In einer Pfanne ein wenig Olivenöl erhitzen und Zwiebel und Knoblauch darin glasig andünsten.

3   Eingeweichten Pilz abtropfen und fein hacken. Champignons abreiben und in Scheiben schneiden. Pilze zu den Zwiebeln geben und unter Rühren braten. Salzen, pfeffern und 5–6 Min. dünsten.

4   Quinoa waschen, abtropfen lassen und unter die Pilzmischung rühren. 1–2 Min. dünsten, mit 200 ml Wasser und Brühe aufgießen und in 15 Min. unter Rühren bissfest garen. Sahne und Parmesan unterrühren und mit Salz, Pfeffer und Zitronensaft abschmecken. Petersilie waschen, trocken schütteln, fein hacken und darüberstreuen.

NICHT VERGESSEN!
• Während Sie das Abendessen zubereiten, kochen Sie doch schon die Kartoffeln für morgen vor – das spart Zeit!
• Tauen Sie heute Abend ½ Pckg. TK-Himbeeren für morgen Früh auf – am besten auch gleich die Beeren für Tag 8 (Seite 50).

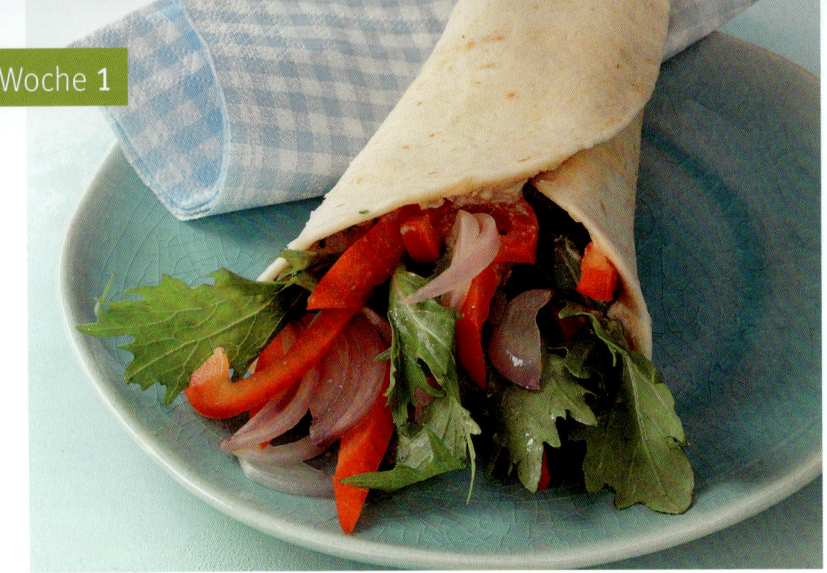

Hummuswrap mit gebratenen Paprikastreifen

MITTAGESSEN
Hummus-Wrap mit gebratenen Paprikastreifen

1 rote Zwiebel | ½ rote Paprika | ½ Bund glatte Petersilie | 1 Handvoll Blattsalat | 4 EL gekochte Kichererbsen (Dose) | Olivenöl | evtl. 1 EL Tahin (Sesammus) | Salz, schwarzer Pfeffer aus der Mühle | frischer Saft von 1 Zitrone | 1 Weizentortilla

1 Zwiebel schälen, halbieren und in Streifen schneiden. Paprika waschen, ebenfalls in Streifen schneiden und beides 5 Min. beiseite stellen. Petersilie waschen, trocken schütteln und fein hacken. Salat zupfen, waschen und trocken schleudern.

2 Kichererbsen abtropfen lassen und in einem hohen Gefäß mit 1 EL Wasser, 2–3 TL Olivenöl und nach Geschmack Tahin mit dem Mixstab cremig pürieren. Mit Salz, Pfeffer und reichlich Zitronensaft abschmecken.

3 In einem mittelgroßen Topf ein wenig Olivenöl erhitzen und die Zwiebeln darin ca. 2 Min. andünsten. Die Paprikastreifen hinzufügen und 3–4 Min. weiterbraten. Salzen und pfeffern.

4 Tortilla in einer Pfanne 1–2 Min. von beiden Seiten erhitzen. Auf der Arbeitsfläche auslegen und längs in der Mitte mit Kichererbsencreme (Hummus) bestreichen. Paprikagemüse, Salatblätter und die Petersilie auf dem Hummus verteilen. Die Tortilla von unten umklappen und dann von einer Seite her einrollen.

FRÜHSTÜCK
French Toast mit Beerensauce

TIPP
Bereiten Sie von der Beerensauce gleich die doppelte Menge für morgen Früh vor. Frisch gepflückt haben Beeren am meisten Aroma: Die Erntezeit für Erdbeeren beginnt oft bereits Ende Mai, für Johannisbeeren im Sommer, für Himbeeren und Brombeeren im Spätsommer.

1 Ei | 3 EL Milch | 2 TL Zimtpulver | 2 Scheiben Vollkorntoast | Butter | ½ Pckg. TK-Himbeeren oder gemischte Beeren

1 In einem tiefen Teller Ei mit Milch verquirlen und Zimt unterrühren. Die Toastbrotscheiben für je 2 Min. pro Seite in die Eimischung legen.

2 In einer beschichteten Pfanne ein wenig Butter schmelzen und die getränkten Toastscheiben darin bei mittlerer Hitze von beiden Seiten goldbraun braten. Dabei vor dem Wenden die restliche Eier-Milch-Masse darübergießen.

3 Inzwischen in einem kleinen Topf die Beeren ohne Wasser langsam erhitzen, bis sie »schmelzen«. Beerensauce zum French Toast servieren.

ABENDESSEN

Kartoffelpfanne mit Chinakohl und Kümmel

1 mittelgroße Kartoffel | Salz, schwarzer Pfeffer aus der Mühle | 1 große Zwiebel | 1 Knoblauchzehe | 1 sehr kleiner Chinakohl | Butter | ½ TL Paprikapulver | ½ TL Kümmel | 4 EL gekochte weiße Bohnen (alternativ Dose)

1 Kartoffel waschen und in einem kleinen Topf in Salzwasser ca. 15 Min. bissfest garen.

2 Die Zwiebel und den Knoblauch schälen, fein hacken und 5 Min. stehen lassen. Den Chinakohl gründlich waschen, halbieren, den Strunk heraus-schneiden und die Kohlblätter mit einem scharfen Messer in feine Streifen schneiden.

3 In einer großen Pfanne ein wenig Butter schmel-zen und darin Zwiebeln und Knoblauch anschwit-zen, Kohl hinzufügen und unter Rühren 1–2 Min. braten. Paprikapulver und Kümmel zugeben und 1–2 Min. braten. 3–4 EL Wasser zugeben, umrüh-ren und zugedeckt bei kleiner Hitze in ca. 5–6 Min. bissfest dünsten.

4 Kartoffel schälen und in Scheiben schneiden, Bohnen abtropfen. Beides zum Kohl geben und bei mittlerer Hitze unter Rühren 2–3 Min. braten, bis die Bohnen heiß und die Kartoffeln ein wenig ge-bräunt sind. Mit Salz und Pfeffer abschmecken.

TIPP
Kochen Sie heute die Bohnen für die nächste Woche nach Packungs-anleitung vor (je 6 EL ge-trocknete schwarze und weiße sowie 4 EL ge-trocknete Kidneyboh-nen) und frieren Sie sie ein. Vor dem Garen die Bohnenkerne über Nacht einweichen. Natürlich können Sie wie hier in den Zutatenlisten auch Bohnen aus der Dose verwenden.

Kartoffelpfanne mit Chinakohl und Kümmel

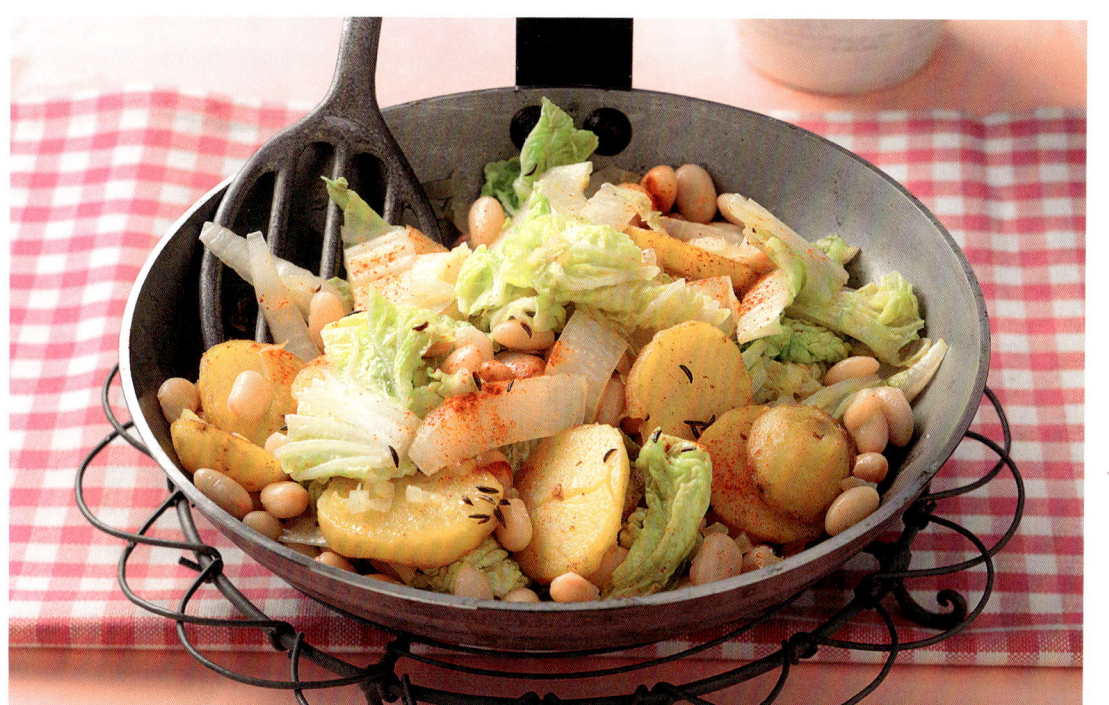

Der Anfang ist gemacht

So macht Abnehmen Spaß

Die erste Woche war dazu da, sich an die neue Art zu kochen und die Zusammenstellung der Rezepte zu gewöhnen. Es spricht einiges dafür, beim Einkaufen mehr auf regionale und saisonale Zutaten zu setzen. Gerade in Freilandobst und -gemüse, das reif geerntet wird und keine langen Transportwege hinter sich hat, stecken viel mehr Vitamine, Mineralien und andere wichtige Nährstoffe als in Treibhaus- oder Überseeware. Außerdem ist es oft preiswerter.

Um Ihnen den Einkauf zu erleichtern, habe ich für die Rezepte in diesem Buch Gemüse- und Obstsorten gewählt, die mehr oder weniger das ganze Jahr in fast jedem Supermarkt erhältlich sind. In dem einen oder anderen Rezept habe ich natürlich auch klassische saisonale Zutaten verwendet, wie zum Beispiel Spargel. Kaufen Sie diesen wirklich nur zur Erntezeit. Außerhalb der Saison ist er zu teuer und meist auch nicht besonders geschmackvoll. Bei all diesen Rezepten habe ich zudem Variationsmöglichkeiten angegeben.

Werden Sie kreativ!

Ab jetzt können Sie beim Kochen auch schon anfangen zu experimentieren, wenn Sie wollen. Wenn Sie in der nächsten Woche besonders frische, knackige Gemüsesorten sehen, die nicht in den Rezepten vorkommen, die Sie aber probieren möchten – trauen Sie

sich! Die Zutaten in den Rezepten sind zum Großteil nach Geschmack und Konsistenz gewählt und weniger nach Vitamin- und Mineralstoffgehalt. Wenn also in einem Salat Bleichsellerie verarbeitet wird, dann meistens deswegen, weil er schön knackig ist und ein ganz eigenes Aroma hat. Sollten Sie Bleichsellerie nun weniger mögen, probieren Sie doch einfach andere festere Gemüsesorten aus, wie zum Beispiel Gemüsefenchel oder Paprikaschoten. Weglassen sollten Sie eine Gemüsezutat allerdings nie! Denn sonst kommen die Portionen in der Faustformel zu kurz, und Sie nehmen nicht so leicht ab.

Wie geht es Ihnen?

Wie ging es Ihnen in dieser Woche mit Ihrer neuen Ernährungsform? Sie werden merken, dass Sie von Woche zu Woche wieder bewusster auf Ihren Körper

---

INFO

Diese Woche standen 5 **Eier** auf ihrem Speiseplan. Dabei handelt es sich um die obere Grenze, die von Ernährungsgesellschaften empfohlen wird. Der Genuss von Eiern beeinflusst übrigens den **Cholesterinspiegel** im Blut nicht, wie Studien mehrfach zeigten. Denn die **Blutfette erhöhen sich nicht** durch Cholesterin in der Nahrung, sondern durch die **Art und Menge an Fettsäuren**, die Sie zu sich nehmen. Hierbei spielen Eier eine sehr untergeordnete Rolle. Wichtiger ist beim Genuss von Eiern vielmehr, dass sie den Tieren zuliebe aus **Bio-Haltung** stammen. Sie schmecken außerdem einfach besser.

hören können, da er langsam, aber sicher wieder ins Gleichgewicht kommt. Bevor wir in die nächste Woche starten, halten Sie doch einmal kurz inne. Lassen Sie jeden Tag der vergangenen Woche Revue passieren: Wie lange hatte nach den Mahlzeiten Ihr Sättigungsgefühl angehalten? Waren Sie mit den Rezepten und den Portionsgrößen zufrieden? Was hat Ihnen am besten geschmeckt? Hatten Sie Heißhungerattacken? Wenn ja, wann traten sie am häufigsten auf? Achten Sie nächste Woche ganz gezielt darauf, diesen Hungerattacken mit Zwischenmahlzeiten und reichlich Wasser gegenzusteuern. Und: Haben Sie jeden Tag genug getrunken? Denken Sie an den Trick mit den Wasserflaschen in erreichbarer Nähe!

Notieren Sie sich auf einem Zettel Ihre Lieblingsgerichte und die Ihrer Familie und hängen Sie ihn an den Kühlschrank. Das motiviert und inspiriert!

Und Ihre 80:20-Momente?

Hat der Rhythmus der 80:20-Momente funktioniert oder sind Sie doch öfter »rückfällig« geworden? Blättern Sie noch einmal auf Seite 102 zu den Zwischenmahlzeiten und überlegen Sie, welche der leckeren Snacks Ihnen am ehesten als Ersatz schmecken würde. Und selbst wenn Sie Ihre Schokolade oder Ihre Gummibärchen nicht ersetzen wollen: Setzen Sie sich nicht unter Druck. 80:20-Momente sind erlaubt. Je mehr Sie sich davon gönnen, desto langsamer geht es zwar mit dem Abnehmen. Aber Sie sind gut gelaunt und machen weiter mit der Walleczek-Methode.

Positive Veränderungen wahrnehmen

Sie können damit rechnen, mit der Walleczek-Methode pro Woche ein halbes bis ganzes Kilogramm abzunehmen. Wenn Sie mehr als 15 oder 20 Kilogramm über Ihrem Idealgewicht wiegen, können Sie anfangs auch mehr an Gewicht verlieren. Wenn es bei Ihnen allerdings nur um »die letzten 5 Kilogramm« geht, dauert es mitunter etwas länger, bis diese weg sind. Das ist vor allem dann der Fall, wenn Sie mit Ihren 80:20-Momenten und dem einen oder anderen Glas Wein oder Bier großzügig sind. Mit etwas Geduld verschwinden aber auch die letzten Kilos.

Führen Sie ein Wohlfühl-Tagebuch

Eine Ernährungsumstellung bringt nicht nur Veränderungen auf der Waage oder am Bauchumfang mit sich. Wenn wir beginnen, uns anders und passender zu unseren körperlichen Bedürfnissen zu ernähren – wie bei der Walleczek-Methode –, so tut sich auf verschiedenen Ebenen etwas. Halten Sie auch hier Rückschau und notieren Sie alles, was Ihnen an positiven (und auch negativen) Veränderungen auffällt: Wie steht es um Ihre Tagesenergie? Schlafen Sie besser als vorher? Hat sich Ihr Hautbild verändert? Wie geht es Ihnen auf der Gefühlsebene? Sind Sie besser gelaunt, aktiver, fröhlicher? Sobald Sie beginnen, all dies aufzuschreiben, verstärkt sich der positive Effekt Ihrer Ernährungsumstellung noch.

TIPP: Formulieren Sie positive Abnehmziele, die Sie nicht überfordern. Schreiben Sie beispielsweise die folgenden Sätze auf: »Ich will mich wieder besser fühlen und gut aussehen. Das schaffe ich.« Hängen Sie den Zettel gut sichtbar an den Kühlschrank oder Ihren Spiegel. So motivieren Sie sich unbewusst mehrmals am Tag.

Woche 2

Neues rein!

In dieser Woche geht es darum, noch intensiver auf die sich allmählich verändernden Bedürfnisse Ihres Körpers zu hören.

Sie haben sich bis jetzt wahrscheinlich an meine Portionsvorgaben gehalten. Das ist auch gut so, denn so haben Sie ein sicheres Gefühl für die Nahrungsmengen bei Ihren Hauptmahlzeiten bekommen und wann die Sättigung eintritt. In dieser Woche können Sie sich schon etwas mehr auf sich selbst und Ihre Körpersignale verlassen.

Große Portionen machen schlank!

Wie Sie wahrscheinlich schon festgestellt haben, sind meine Portionen eher üppig bemessen. Das liegt daran, dass ich gerne und viel esse! Das Schöne dabei ist, dass auch Sie das weiterhin so halten können und dabei trotzdem abnehmen werden – versprochen. Aber bevor Sie sich daranmachen, alles, was vor Ihnen auf dem Teller liegt, gründlich zu verputzen, warten Sie noch einen kleinen Moment.

Fragen Sie sich noch einmal: Sind Sie wirklich nach jeder Mahlzeit satt? Oder sind die Portionen für Sie eher zu viel oder zu wenig? Sie sollten nach dem Essen zufrieden und gut gesättigt sein, aber nicht das Gefühl haben, wie eine Mastgans vollgestopft zu sein. Die alten chinesischen Heiler, bei denen die Ernährung eine der wichtigsten Säulen zur Gesunderhaltung des Menschen war, sagten: Lassen Sie in Ihrem Magen noch Platz für Ihre Gesundheit.

Nehmen Sie sich Zeit

Versuchen Sie daher, jede Mahlzeit langsam zu essen, jeden Bissen gut zu kauen und bewusst in sich hineinzuhören: Wie viel müssen Sie wirklich essen, um sich satt zu fühlen? Oft nehmen wir mehr zu uns, als wir brauchen, weil wir gar nicht bei der Sache sind.

Versuchen Sie diese Woche deshalb auch, sich immer ganz auf Ihr Frühstück, Ihr Mittag- und Abendessen und auch Ihre Zwischenmahlzeiten zu konzentrieren. Das heißt: Nebenbei läuft kein Fernseher. Sie lesen weder Zeitung noch Ihren Lieblingskrimi und Sie checken nicht Ihre SMS auf dem Handy. Entschleunigend wirkt auch immer, wenn Sie den Tisch schön eindecken und aus Ihrem Essen ein festes Ritual machen. Das funktioniert übrigens auch im Büro. Schaffen Sie dafür auf Ihrem Schreibtisch Platz, gehen Sie nicht ans Telefon und hängen Sie bei Bedarf ein »Bitte nicht stören«-Schild an die Bürotür. Manchmal kann es auch sein, dass Sie müde und erschöpft sind und versuchen, über das Essen wieder Ihre Energiespeicher zu füllen. Dann wird es schnell zu viel, was Sie in sich hineinfuttern. Oder Sie essen, weil Sie sich geärgert haben oder traurig sind.

Noch hungrig nach dem Essen?

Sollten Ihnen meine Portionen zu wenig sein, vergessen Sie nicht: In zwei oder drei Stunden gibt es wieder etwas. Hungrig vom Tisch aufzustehen, ist allerdings verboten, weil das Ihrem Körper das falsche Signal sendet und somit das weitere Abnehmen erschwert. Wenn Sie also nach dem Essen doch noch hungrig sein sollten, essen Sie bitte zuerst mehr Gemüse, dann mehr Eiweiß und nur dann, wenn Sie davon noch immer nicht satt sind, erhöhen Sie die Größe der Stärkefaust. Guten Appetit!

OBST

1 Apfel
1 ½ Bananen
½ Pckg. Beeren (TK)
1 Handvoll Himbeeren (TK)
2 Dörrpflaumen
1 Limette
1 TL Rosinen
3 ½ Zitronen (Bio)

SALAT & GEMÜSE

1 Avocado
2 Handvoll Basilikumblätter
300 g Blattspinat (TK)
3 faustgroße Portionen Brokkoli
1 Handvoll Champignons, braun
2 Chilischoten, rot
½ Bund Dill
1 Bund Frühlingszwiebeln
2 Gurken
2 faustgroße Portionen Kartoffeln
1 Handvoll Kirschtomaten
6 Knoblauchzehen
2 Handvoll Korianderblätter, frisch
½ Stange Lauch
2 Handvoll Mais (TK, Dose)
7 Möhren
2 EL Oliven, schwarz
½ Paprika, gelb oder grün
1 Paprika, rot
½ Dose Pizzatomaten (200 g)
½ Kopf Salat, grün
½ Bund Schnittlauch
5 Stangen Staudensellerie
5 Tomaten
2 Zucchini
1 Handvoll Zuckerschoten
7 Zwiebeln
2 Zwiebel, rot

HÜLSENFRÜCHTE & GETREIDE

10 EL Berglinsen, roh
4 EL Bohnen, weiß (Dose)
8 EL Bohnen, schwarz (Dose)
1 Blatt Filoteig (Türkische Feinkost)
4 TL Mehl
7 EL Kidneybohnen (Dose)
2 EL Polenta
80 g Quinoa, roh
1 Sojajoghurt
300 g Tofu
1 Weizentortilla
50 g Vollkornnudeln (z. B. Penne)
4 Scheiben Vollkornbrot

NÜSSE & SAMEN

2 EL Cashewnüsse
2 EL Haselnüsse, ganz
1 EL Kürbiskerne
2 EL Mandeln

EIER & MILCHPRODUKTE

Butter
1 Ei (Bio)
2 EL Hüttenkäse
2 Becher Joghurt (insg. 500 g)
1 Becher Magerquark (250 g)
5 EL Milch
1 EL Parmesan, gerieben
3 EL Sauerrahm
140 g Schafskäse (Feta)
15 g Schnittkäse, gerieben (fettarm)

FLEISCH & FISCH

120 g Hähnchenbrustfilet
120 g Heilbutt (TK)
120 g Kalbs- oder Putenschnitzel
50 g Räucherlachs
110 g Rinderhackfleisch

GEWÜRZE

Cayennepfeffer
Chilipaste (z. B. Sambal Oelek, Harissa)
Currypulver
Gemüsebrühe (Würfel oder Pulver)
Kardamom
Kebab-Gewürz
Kümmelsamen
Leinöl
Lorbeerblätter
Olivenöl
Oregano
Paprikapulver
Reisessig (Mirin; Asialaden)
Rotweinessig
Salbeiblätter
Salz
schwarzer Pfeffer
Sesamöl, dunkel
Sojasauce
Thymian, getrocknet
Tomatenmark
Weißweinessig
Vanillemark
Zimtpulver

SONSTIGES

240 ml Weißwein

Diese Zutatenliste finden Sie auch unter www.gu.de/faustformel.

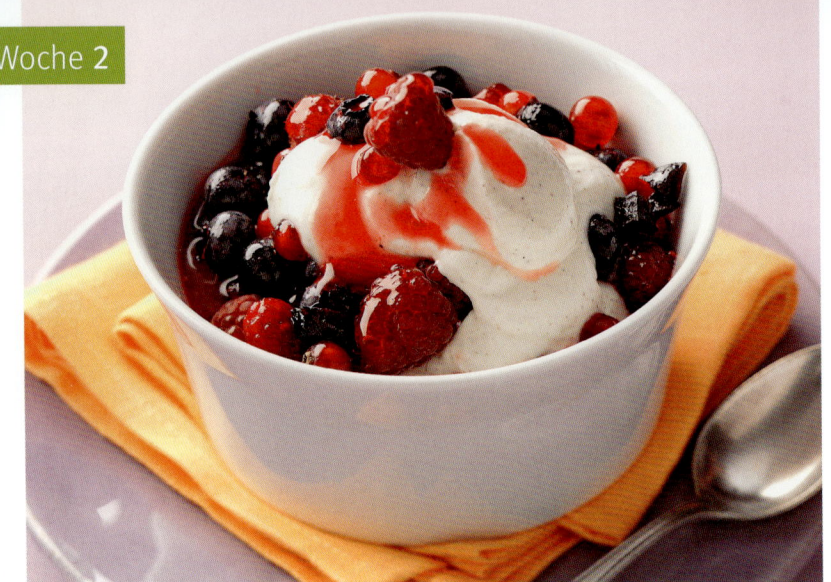

Vanillequarkcreme mit Beerenkompott

Vanillequarkcreme mit Beerenkompott

½ Becher Magerquark (125 g) | 1 EL Leinöl | 1 Prise Vanillemark | ½ Pckg. TK-Beeren | 2 Dörrpflaumen oder getrocknete Aprikosen

1 In einer kleinen Schüssel Quark mit Leinöl und Vanillemark glatt rühren.

2 Dörrobst klein schneiden und in einem Topf mit wenig Wasser zum Kochen bringen.

3 Beeren zugeben und 3–4 Min. bei kleiner Hitze köcheln. Beerenkompott über den Quark gießen.

Mexikanischer Bohnen-Mais-Salat mit Kirschtomaten

2 Frühlingszwiebeln | 1 Handvoll Kirschtomaten (oder 2–3 große Tomaten) | ½ rote Paprika | ¾ Avocado | frischer Saft von 1 Limette | 3 EL Olivenöl | ½ TL Chilipaste (z. B. Sambal Oelek) | Salz, schwarzer Pfeffer aus der Mühle | 4 EL gekochte schwarze oder Kidneybohnen (Dose) | 1 Handvoll TK-Mais (aufgetaut; alternativ Dose) | 1 Handvoll abgezupfte Korianderblätter

1 Die Frühlingszwiebeln waschen, putzen, halbieren und in feine Ringe schneiden. Die Kirschtomaten waschen und halbieren. Die Paprikaschote waschen, entkernen und grob würfeln. Die Avocado entkernen, mit einem Löffel das Fruchtfleisch herausheben und anschließend würfeln. Heben Sie ca. ¼ mit Zitrone beträufelt für Tag 10 auf.

2 Für die Salatsauce in einer kleinen Schüssel Limettensaft, Olivenöl, Chilipaste, Salz und Pfeffer verrühren. Bohnen waschen und abtropfen lassen. Mit dem vorbereiteten Gemüse sowie dem Mais unter die Sauce heben.

3 Den Koriander waschen, mit Küchenpapier abtupfen und die Blätter anschließend fein hacken. Nach Belieben darüberstreuen. Der Bohnen-Mais-Salat lässt sich gut vorbereiten und schmeckt auch noch am nächsten Tag, wenn er durchgezogen ist.

ABENDESSEN

Gemüse-Hackfleischpfanne mit Vollkornnudeln und Sauerrahm

Salz, schwarzer Pfeffer aus der Mühle | 2 faust-
große Portionen Gemüse (z. B. Möhren, Brokkoli) |
1 Zwiebel | 1 Handvoll Vollkornnudeln (z. B. Farfal-
le oder Penne, 50 g) | Olivenöl | 1 handtellergroße
Portion Rinderhackfleisch (ca. 110 g) | 2 TL Kebab-
Gewürz (oder andere Gewürze) | 1 EL Sauerrahm

1 In einem Topf Wasser mit einer Prise Salz zum
Kochen bringen. Gemüse waschen, putzen und in
mundgerechte Stücke schneiden. Zwiebel schälen,
halbieren und in Ringe schneiden.

2 Nudeln im kochenden Salzwasser in 7–8 Min.
bissfest (al dente) kochen.

3 In einer tiefen Pfanne ein wenig Olivenöl erhit-
zen und Hackfleisch darin unter Rühren anbraten.
Zwiebeln dazugeben und 2–3 Min. weiterbraten.
Salzen und pfeffern.

4 Das Gemüse dazugeben und unter Rühren 1–2
Min. anbraten. Mit dem Gewürzpulver bestäuben
und 1 Min. weiterrühren. 3–4 EL Wasser angießen
und zudecken. In ca. 3–4 Min. knackig garen.

5 Die Nudeln in einem Sieb abtropfen lassen und
mit 1 EL Sauerrahm unter die Gemüse-Hackfleisch-
mischung rühren. Mit Salz und Pfeffer abschmecken.

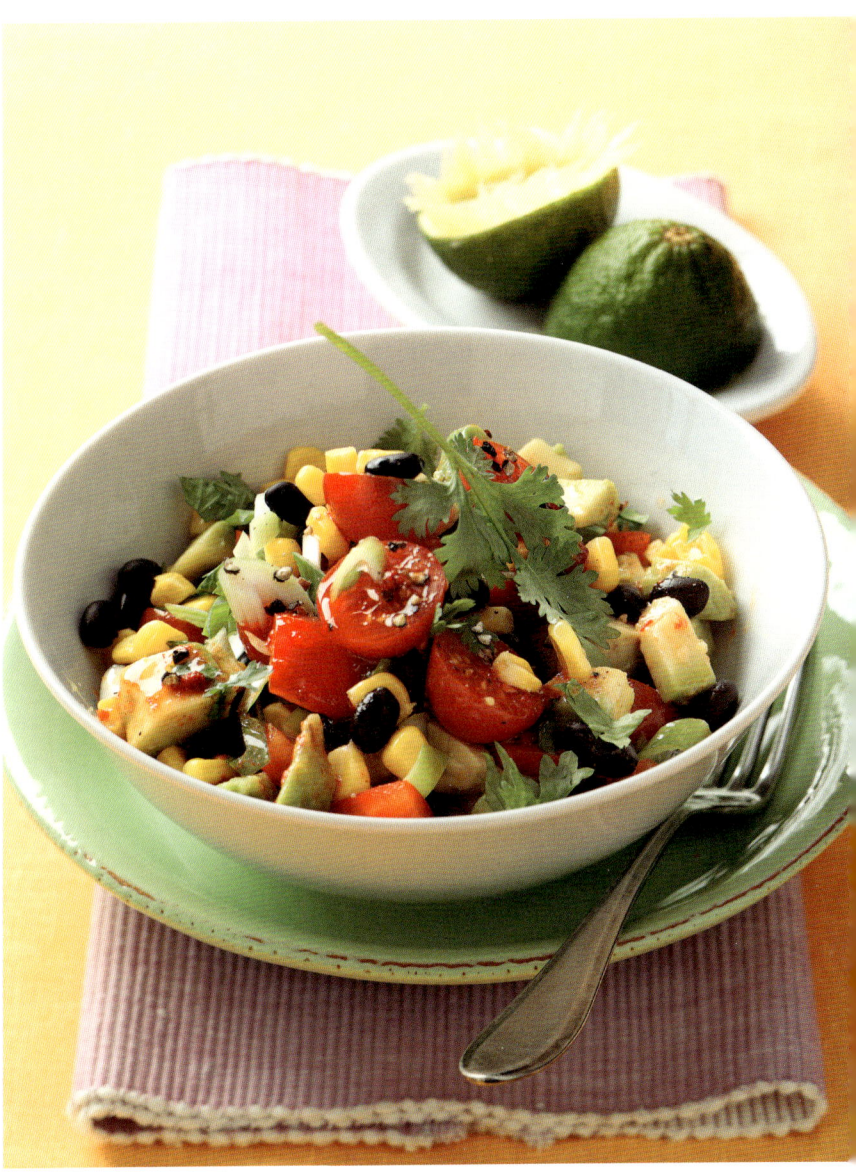

Mexikanischer Bohnen-Mais-Salat mit Kirschtomaten

FRÜHSTÜCK
Vollkornbrot mit Schnittlauchquark und Tomate

½ Becher Magerquark (125 g) | 1–2 EL Milch oder Wasser | ½ Bund Schnittlauch | Salz, schwarzer Pfeffer aus der Mühle | 1 Tomate | 1 große Scheibe Vollkornbrot (oder -brötchen) | Butter

1 Den Quark mit Milch oder Wasser cremig rüh-ren. Schnittlauch waschen, trocken schütteln, fein hacken und unterrühren. Mit Salz und Pfeffer wür-zen und noch einmal verrühren.

2 Tomate waschen, Stielansatz entfernen und in Scheiben schneiden. Das Brot oder Brötchen mit ein wenig Butter bestreichen. Tomatenscheiben darauflegen und dick mit Quarkcreme bestreichen.

MITTAGESSEN
Curry-Quinoa-Salat mit Rosinen

½ Tasse Quinoa, roh (ca. 80 g) | Salz, schwarzer Pfeffer aus der Mühle | 2 EL Joghurt | 2–3 EL fri-scher Zitronensaft | 1 TL Currypulver | 1 TL Rosi-nen | ½ Gurke | 2 Stangen Staudensellerie

1 In einem Topf Quinoa mit ca. 2 ½ Tassen Was-ser und einer Prise Salz zum Kochen bringen. Bei mittlerer Hitze in 15 Min. weich kochen.

2 Für die Salatsauce in einer Schüssel Joghurt mit Zitronensaft und Currypulver verrühren. Mit Salz und Pfeffer würzen. Rosinen fein hacken und unterrühren.

3 Gurke nach Belieben schälen, längs halbieren, vierteln und fein würfeln. Sellerie waschen, längs halbieren und fein würfeln. Gemüse und Quinoa unter die Sauce mischen.

ABENDESSEN
Gegrillter Heilbutt mit Weißweinsauce

1 faustgroße Portion Kartoffeln | 2 faustgroße Por-tionen Brokkoli | 1 kleine Zwiebel | 2 TL Butter | Salz, schwarzer Pfeffer aus der Mühle | 1 TL Mehl | ½ Glas trockener Weißwein (ca. 80 ml) | evtl. 1 TL Sojasauce | 1 handtellergroße Portion TK-Heilbutt (ca. 120 g), aufgetaut

1 Den Ofen auf 250° (Umluft 220°) vorheizen.

2 Die Kartoffeln waschen, schälen und längs vier-teln. Dämpfeinsatz in einen Topf geben und so viel Wasser einfüllen, dass es gerade unter dem Sieb steht. Kartoffeln hineinschichten und Wasser zum Kochen bringen. Zudecken und 10 Min. dämpfen. Wer keinen Dämpfeinsatz hat, kann die Kartoffeln einfach in Wasser kochen.

3 Brokkoli waschen, in Röschen teilen und in we-nig Wasser dünsten.

4 Für die Sauce Zwiebel schälen und fein würfeln. In einem kleinen Topf 2 TL Butter schmelzen und die Zwiebeln darin andünsten. Salzen, umrühren und mit 1 TL Mehl bestäuben. 1–2 Min. kräftig rüh-ren, dann nach und nach Wein angießen. Weiterrühren und ein wenig Wasser zugeben, bis die Sauce eine sämige Konsistenz hat. Mit Salz, Pfeffer und Sojasauce abschmecken.

5 Ein Backblech mit Backpapier belegen. Den Heilbutt darauflegen und im Backofen in ca. 12 Min. garen, bis er innen glasig ist.

6 Den Brokkoli auf die Kartoffeln im Dämpfeinsatz legen und in 5–6 Min. garen. Vor dem Servieren Sauce über Heilbutt und Brokkoli träufeln und die Kartoffeln nach Belieben salzen.

VARIANTE: Zur Abwechslung im Fischgericht schmecken auch Lachs oder Rotbarsch.

NICHT VERGESSEN!
2 EL Mandeln für das morgige Frühstück über Nacht in etwas Wasser einweichen.

Curry-Quinoa-Salat mit Rosinen

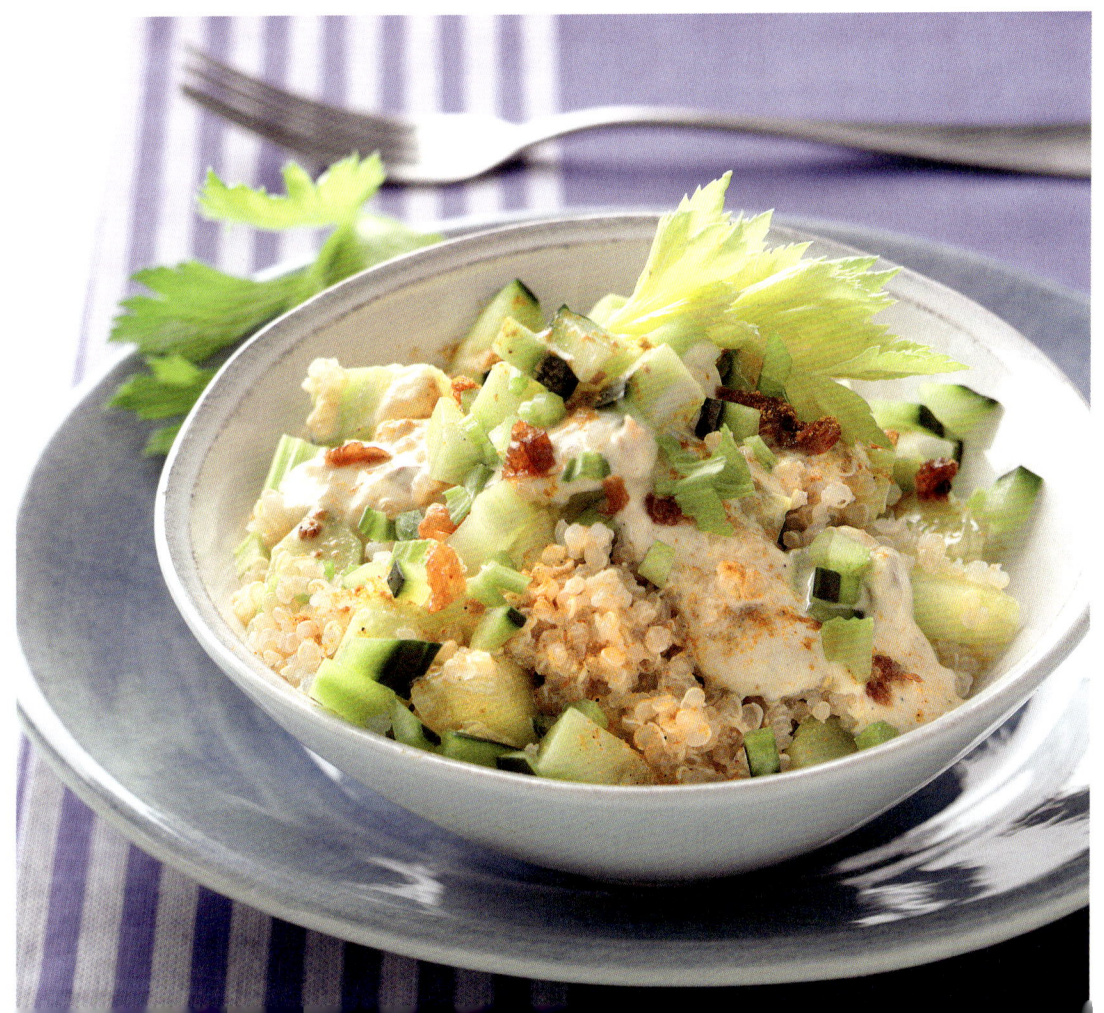

FRÜHSTÜCK
Bananen-Joghurt mit Kardamom

2 EL Mandeln | ½ Banane | 1 Becher Joghurt
(Rest vom Vortag, ca. 180 g) | ½ TL gemahlener
Kardamom

1 Eingeweichte Mandeln abtropfen lassen und
grob hacken, Banane schälen und klein würfeln. In
einer Schüssel Nüsse und Bananenwürfel mit Joghurt verrühren und mit Kardamom würzen.

Bananen-Joghurt mit Kardamom

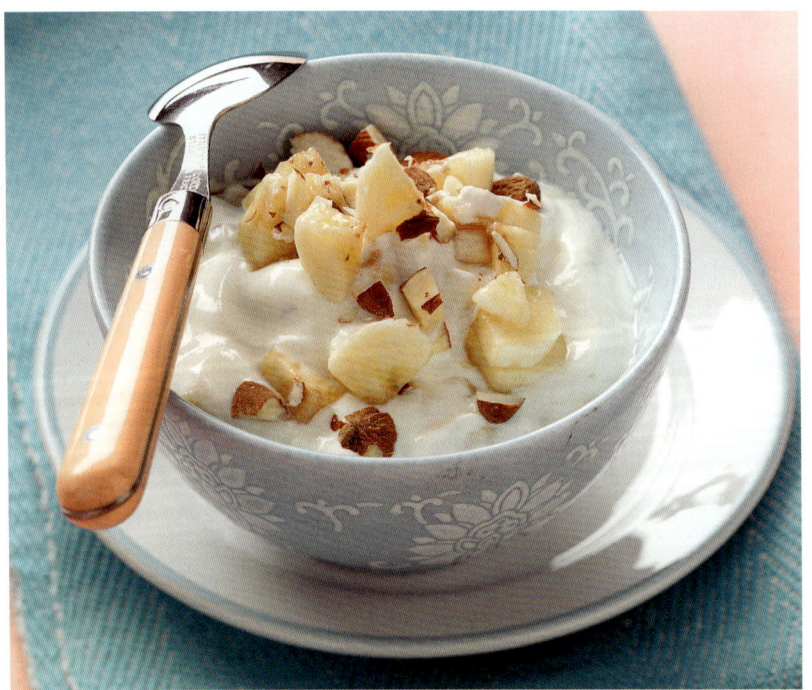

MITTAGESSEN
Burrito mit Avocado und Gurke

½ rote Zwiebel | 2–3 TL frischer Zitronensaft |
Salz, schwarzer Pfeffer aus der Mühle | 6–7 EL
Kidneybohnen (Dose) | 2 EL Tomatenmark | 1 TL
Chilipaste (z. B. Harissa oder Sambal Oelek) |
½ Gurke | ¼ Avocado | 1 Weizentortilla

1 Zwiebel schälen und in feine Ringe schneiden.
Mit 2 TL Zitronensaft beträufeln, salzen, beiseite
stellen und 5 Min. ziehen lassen.

2 Die Bohnen abtropfen lassen, grob mit einer
Gabel zerdrücken und gründlich mit dem Tomaten-
mark und der Chilipaste verrühren. Mit Salz und
Pfeffer würzig abschmecken.

3 Gurke nach Belieben schälen, längs und einmal
quer halbieren und in dünne Streifen schneiden.
Avocado längs in dünne Streifen schneiden.

4 Die Tortilla längs in der Mitte mit der Bohnen-
paste bestreichen, mit den Gurken, der Avocado
und den Zwiebeln belegen. Den Burrito von unten
her einklappen und anschließend quer einrollen.

TIPP: Harissa ist eine aus Tunesien stammende, scharfe
Gewürzpaste aus frischen Chilischoten, Kreuzkümmel, Koriandersamen, Knoblauch, Salz und Olivenöl. Sie erhalten
sie im gut sortierten Supermarkt in der Feinkostabteilung.
Sambal Oelek stammt dagegen aus Indonesien – verwenden Sie einfach, was Ihnen besser schmeckt. Beide Würzpasten halten im Kühlschrank sehr lange und sind äußerst
vielseitig einsetzbar.

ABENDESSEN

Parmesanpolenta mit Bohnenragout und Salbei

2 Knoblauchzehen | 1 Zwiebel | ½ Stange Lauch |
Salz, schwarzer Pfeffer aus der Mühle | 2 gehäuf-
te EL Polenta | Olivenöl | 1 TL getrockneter Thymi-
an | 1 Lorbeerblatt | 1 mittelgroßer Zucchino |
½ kleines Glas Weißwein | 4 EL gekochte weiße
Bohnen (Dose) | 4–5 Salbeiblätter | 1 EL geriebe-
ner Parmesan | Butter

1   Knoblauch und Zwiebel schälen und fein hacken. Lauch waschen, putzen, längs halbieren und
in feine Streifen schneiden. 5 Min. ziehen lassen.

2   In einem Topf 1 kleines Glas Wasser (150 ml)
mit 1 Prise Salz zum Kochen bringen. Polenta einrühren, 2 Min. kochen, vom Herd ziehen und zugedeckt quellen lassen.

3   In einem breiten Topf ein wenig Olivenöl erhitzen und Knoblauch, Zwiebeln und Lauch darin andünsten. Thymian und Lorbeerblatt zugeben, salzen, pfeffern und glasig dünsten.

4   Zucchino waschen, fein würfeln und dazugeben. Nach 2–3 Min. mit Wein ablöschen. Bohnen
abtropfen lassen und dazugeben. Eventuell etwas
Wasser hinzufügen und zudeckt etwa 3–4 Min.
köcheln lassen. Salbeiblätter waschen, trocken
tupfen, in feine Streifen scheiden und unterrühren. Mit Salz und Pfeffer abschmecken. Parmesan
und etwas Butter unter die Polenta rühren. Bohnenragout auf Polenta servieren.

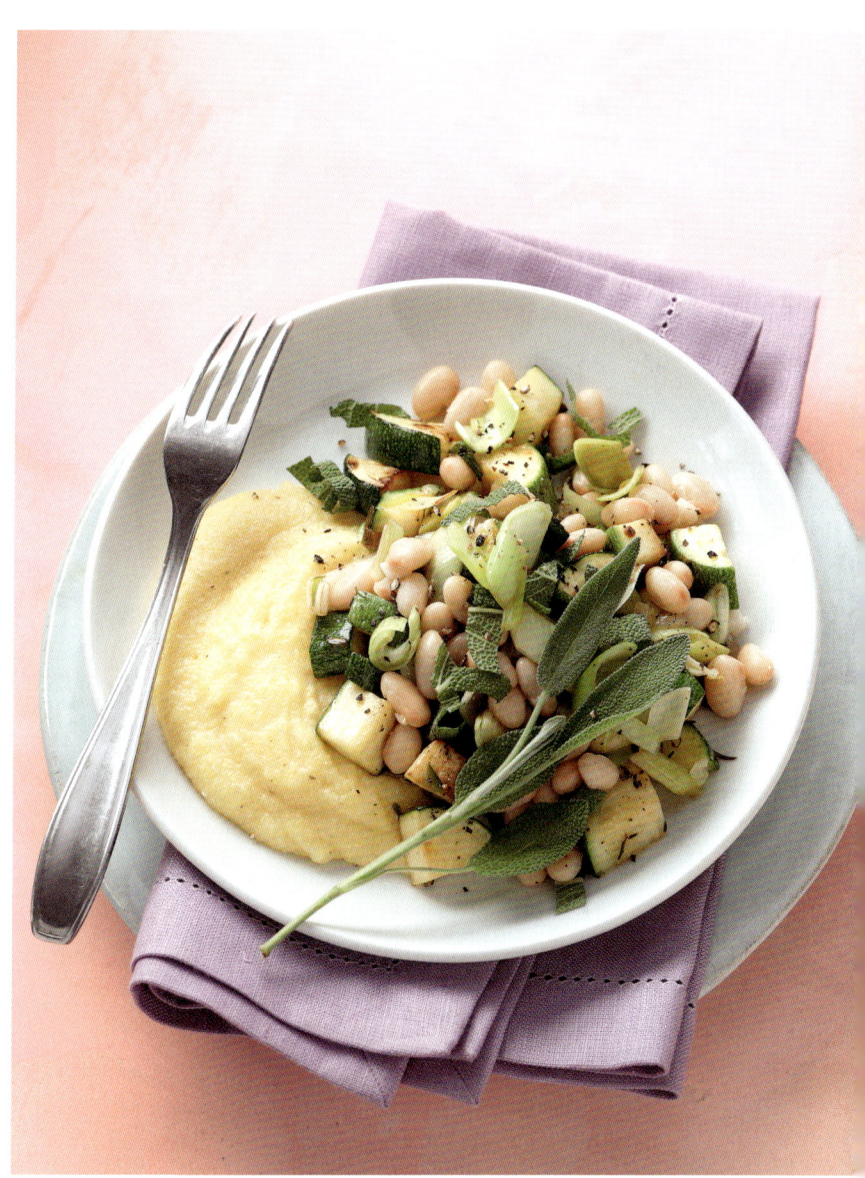

Parmesanpolenta mit Bohnenragout und Salbei

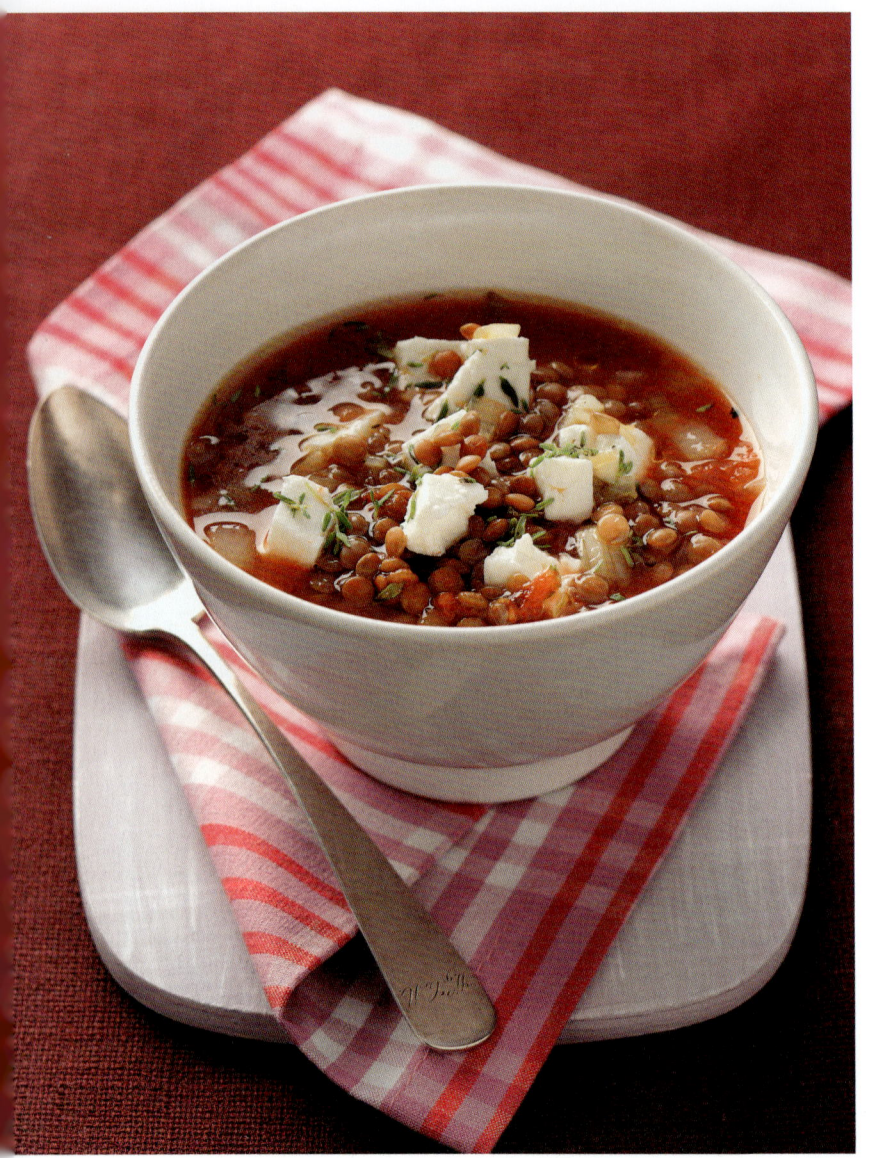

Linsensuppe mit Schafskäse und Thymianblättchen

FRÜHSTÜCK

Sojajoghurt mit Apfel und Haselnüssen

1 Apfel | 2 EL Haselnüsse | 1 Becher Sojajoghurt

1 Den Apfel waschen und ungeschält auf der Vierkantreibe grob raspeln. Haselnüsse grob hacken.

2 In einer kleinen Schüssel die Fruchtstücke mit den Nüssen und dem Joghurt verrühren.

MITTAGESSEN

Linsensuppe mit Schafskäse und Thymianblättchen

1 große Zwiebel | Olivenöl | 1 TL getrockneter Thymian | ½ Dose Pizza-Tomaten (200 g) | 4 EL Berglinsen | Salz, schwarzer Pfeffer aus der Mühle | 50 g Schafskäse (Feta)

1 Die Zwiebel schälen und grob hacken. Beiseitestellen und 5 Min. ziehen lassen.

2 In einem Topf ein wenig Olivenöl erhitzen und Zwiebelstücke darin anbraten. Thymian und Pizza-Tomaten unterrühren und 1–2 Min. dünsten.

3 Linsen waschen und unterrühren. 250 ml Wasser aufgießen. In ca. 15 Min. weich kochen. Mit Salz und Pfeffer würzen.

4 Den Schafskäse würfeln und vor dem Servieren unter die heiße Suppe rühren.

ABENDESSEN

Gemüsewok mit Hähnchenbrustfilet

1 kleiner Zucchino | ½ Bund Frühlingszwiebeln |
1 kleine rote Chilischote | 1 große Handvoll Zu-
ckerschoten | 1 handtellergroßes Stück Hähn-
chenbrustfilet (ca. 120 g) | 1 Handvoll Basilikum-
blätter | Olivenöl | 1 Handvoll TK-Mais (aufgetaut,
alternativ Dose) | frischer Saft von 1 Zitrone

1 Zucchino waschen und in mundgerechte Stücke
schneiden. Frühlingszwiebeln waschen, putzen
und in 3 cm große Stücke schneiden. Chilischote
waschen, halbieren, entkernen und fein hacken.
Zuckerschoten waschen und halbieren. Hähnchenfleisch in mundgerechte Stücke schneiden. Basilikumblätter waschen, trocken tupfen und mit einem
scharfen Messer grob hacken.

2 Ein wenig Olivenöl in einem Wok oder einer
tiefen Pfanne erhitzen und das Fleisch von allen
Seiten anbraten. Zucchino, Frühlingszwiebeln
und Chili hinzufügen. Kurz umrühren, Mais und
1–2 EL Wasser dazu geben. Zugedeckt 4–5 Min.
braten, dann die Zuckerschoten unterrühren. Vom
Herd ziehen. Den Zitronensaft und die gehackten
Basilikumblätter unterrühren.

VARIANTE
Anstatt des Hähnchen-
brustfilets schmeckt in
diesem Gericht aus der
asiatischen Küche auch
Putenfilet oder Kalbs-
schnitzel.

Gemüsewok mit Hähnchenbrustfilet

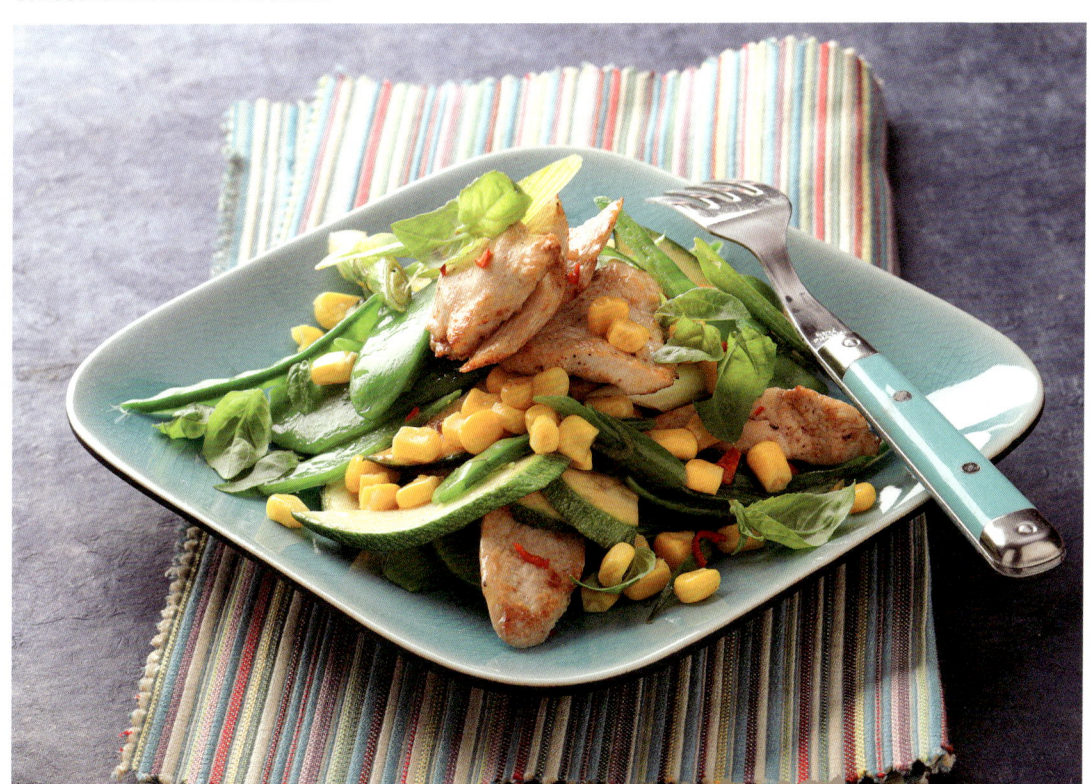

FRÜHSTÜCK

Himbeer-Bananen-Shake

½ Banane | 1 Handvoll TK-Himbeeren | 1 Becher Joghurt (250 g) | 1 EL Leinöl

1 Banane schälen und in grobe Stücke schneiden. Mit Himbeeren, Joghurt und Öl im Mixer oder mit dem Mixstab cremig pürieren.

MITTAGESSEN

Kreta-Salat mit Oliven und Vollkorn-Croûtons

1 kleine rote Zwiebel | Salz, schwarzer Pfeffer aus der Mühle | 2 TL Rotwein- oder Weißweinessig | 1 Scheibe Vollkornbrot | 2 Tomaten | ½ rote Paprika | ½ Gurke | 90 g Schafskäse (Feta) | 2 EL schwarze Oliven | 1 TL Oregano

1 Für die Salatsauce die Zwiebel schälen und in feine Ringe schneiden. In eine Schüssel geben und mit einer Prise Salz und ca. 2 EL Essig verrühren. 5–10 Min. stehen lassen.

2 Für die Croûtons das Brot toasten und würfeln. Tomaten waschen und von Stielansätzen befreien. Paprika waschen, putzen und entkernen. Gurke waschen und schälen. Alles in mundgerechte Stücke schneiden. Den Käse würfeln.

3 Alle Zutaten mit den Oliven mischen und unter die Salatsauce heben. Mit getrocknetem oder frischem Oregano, Salz und Pfeffer abschmecken.

ABENDESSEN

Gegrillter Tofu mit Möhren und frischem Koriander

2 EL Olivenöl | 2 EL Sojasauce | 1 kleine rote Chilischote | Salz, schwarzer Pfeffer aus der Mühle | 4 mittelgroße Möhren | 100 g Tofu (fest) | 1 TL Reisessig (Mirin; Asialaden) oder frischer Saft von ½ Limette | 1 TL dunkles Sesamöl | 1 Frühlingszwiebel | 1 Handvoll Korianderblätter

1 Ofen auf 250° (Umluft 220°) vorheizen. Für die Marinade 2 EL Olivenöl mit 2 EL Sojasauce verrühren. Chilischote halbieren, entkernen, waschen und fein hacken. Die Chiliwürfel mit einem Saucenbesen unter die Öl-Sojasauce rühren, mit Salz und Pfeffer würzen.

2 Möhren waschen, nach Belieben schälen, in ca. 5 cm lange Stücke schneiden und längs vierteln. In die Marinade legen. Tofu in Würfel schneiden.

3 Backblech mit Backpapier auslegen und Möhren auf die eine Blechhälfte legen. Tofustücke durch die Marinade ziehen und auf die andere Blechhälfte legen. Ca. 20 Min. grillen. Nach 10 Min. die Tofustücke wenden.

4 1 TL Mirin oder Limettensaft und 1 TL Sesamöl unter die Marinade rühren. Frühlingszwiebel waschen, putzen, in feine Streifen schneiden und unterrühren. Korianderblätter waschen, trocken tupfen und fein hacken. Möhren und Tofu in der Marinade schwenken und mit den gehackten Korianderblättchen bestreuen.

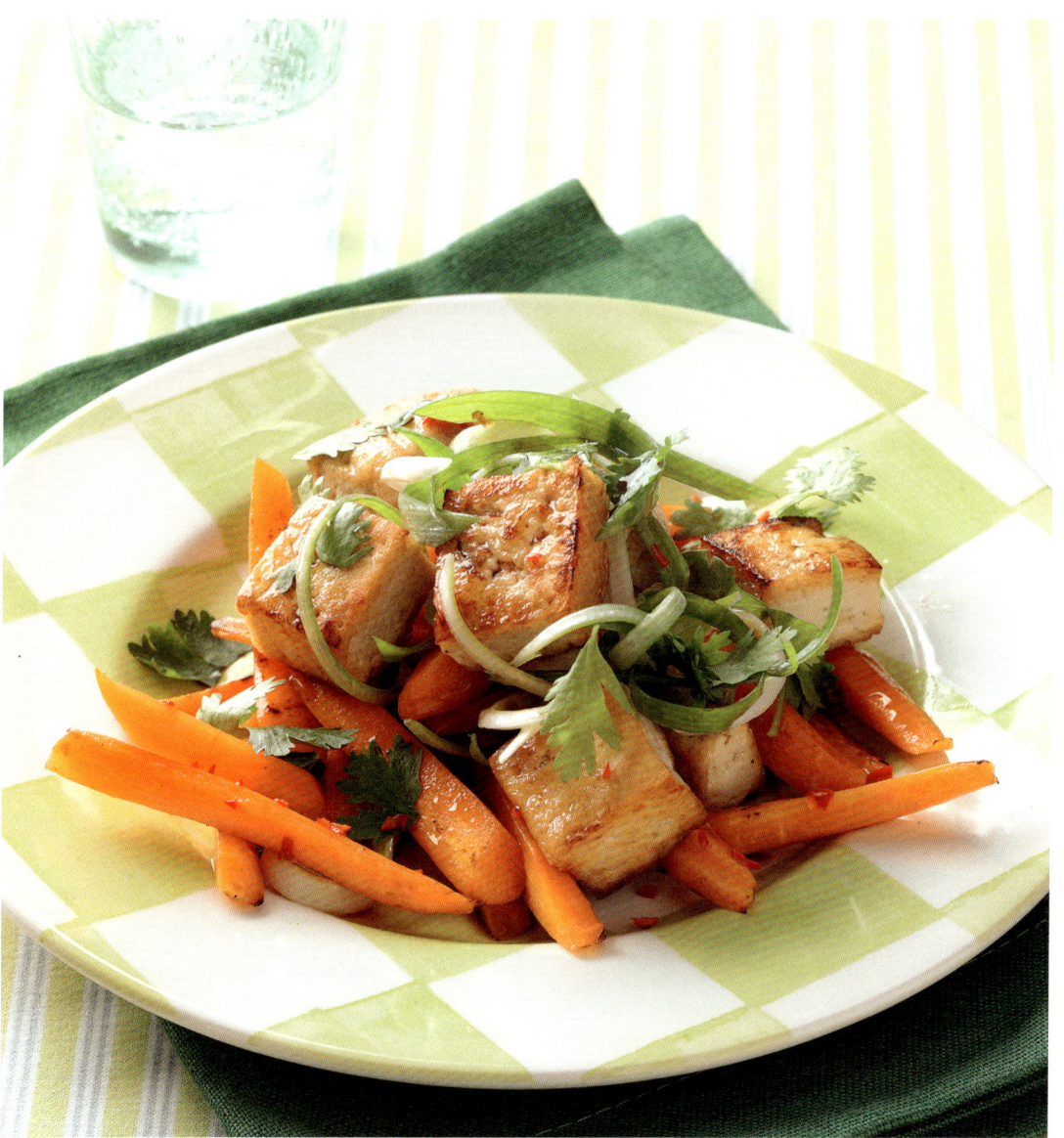

Gegrillter Tofu mit Möhren und frischem Koriander

TIPP

Festen Tofu können Sie nach dem Öffnen in einer Schüssel mit Wasser bedeckt im Kühlschrank ein paar Tage aufbewahren. Wechseln Sie bitte jeden Tag das Wasser. So bleibt der Tofu frisch und geschmackvoll.

Anstatt des Räucher-
lachs können Sie jeden
anderen Räucherfisch
verwenden, der Ihnen
schmeckt. Fein sind Räu-
cherforelle oder auch
Makrele. Hierzu den Dill
durch Petersilienblätter
ersetzen. Das unter-
streicht den Eigenge-
schmack der verschiede-
nen Fischsorten. Den
Hüttenkäse können Sie
nach Belieben auch
durch Quark ersetzen.

FRÜHSTÜCK

Vollkornbrot mit Lachs-Käsecreme und Dill

½ Bund Dill | 50 g Räucherlachs | 2 EL Hütten-
käse | 1 EL Tomatenmark | 1 Msp. Cayennepfeffer |
1 Msp. Paprikapulver | 2 Scheiben Vollkornbrot |
1 Stück Gurke oder anderes Gemüse | Salz

1   Dill waschen , trocken schütteln und grob
schneiden. In ein hohes Gefäß geben und mit dem
Lachs, dem Hüttenkäse, dem Tomatenmark und
den Gewürzen mit dem Mixstab oder in der Küchenmaschine zu einer feinen Creme pürieren.

2   Die Lachs-Käsecreme auf das Vollkornbrot streichen. Gurke waschen, nach Belieben schälen und
in Scheiben schneiden. Salzen und dazu servieren.

WARENKUNDE: Das Label des Marine Stewardship
Coucil (MSC), einer unabhängigen, international tätigen
Organisation, zeichnet Fisch und Meeresfrüchte aus zerti-
fiziert nachhaltiger Fischerei aus. Zu den Zielen des MSC
gehört es, die Überfischung der Meere zu verringern und
Fischbestände wieder nachwachsen zu lassen. Es wird da-
bei nur so viel gefischt, wie auch wieder an Jungfischen
nachwachsen kann. Umweltschonend ist auch folgender
Tipp: Je näher der Fisch gefangen wird, desto weniger
Transport ist nötig.

MITTAGESSEN

Linsensalat mit Tomatenwürfeln und Staudensellerie

6 EL Berglinsen | 1 TL getrockneter Thymian |
1 Lorbeerblatt | ½ rote Zwiebel | 2 EL Rotwein-
essig | 2 Tomaten | 2 Stangen Staudensellerie |
1 Handvoll Basilikum- oder Petersilienblätter |
Olivenöl | Salz, schwarzer Pfeffer aus der Mühle

1   Linsen waschen, abtropfen lassen und mit
200 ml Wasser in einen Topf geben. Thymian und
Lorbeerblatt dazugeben und alles bei starker Hitze zum Kochen bringen (nicht salzen!). Die Linsen
bei mittlerer Hitze in 10–15 Min. bissfest kochen
und das Lorbeerblatt entfernen.

2   Zwiebel schälen, fein hacken, mit 1–2 EL Essig
verrühren und beiseite stellen.

3   Tomaten waschen, Stielansätze entfernen und
das Fruchtfleisch fein würfeln. Sellerie waschen,
längs vierteln und in kleine Würfel schneiden. Basilikum oder Petersilie waschen, trocken tupfen
und fein hacken. Alle vorbereiteten Zutaten miteinander verrühren und mit Olivenöl, Essig, Salz und
Pfeffer würzig abschmecken.

TIPP: Frische Kräuter wie Petersilie, Dill oder Koriander
können Sie wie Blumen in einem Glas Wasser aufbewahren. Noch länger halten sie, wenn Sie sie zusätzlich in eine
fein gelochte Plastiktüte hüllen. Wechseln Sie das Wasser
am besten jeden Tag.

ABENDESSEN

Zitronen-Kalbsschnitzel mit Kartoffeln und grünem Salat

1 faustgroße Portion Kartoffeln | Salz, schwarzer Pfeffer aus der Mühle | 1 handtellergroßes Kalbs- schnitzel (oder Putenschnitzel, ca. 120 g) | 2–3 TL Mehl | Olivenöl | 1 Bio-Zitrone | ½ Glas Weißwein | ½ Kopf grüner Salat | 1 EL Apfelessig (alternativ Weißweinessig)

1 Kartoffeln waschen, schälen, vierteln und in einem Topf im Dämpfeinsatz oder einem Topf mit Salzwasser in 12–15 Min. garen.

2 Fleisch auf beiden Seiten mit Mehl bestäuben, abklopfen, salzen, pfeffern. Ein wenig Olivenöl in einer Pfanne erhitzen und das Schnitzel darin in 4–5 Min. auf beiden Seiten anbraten. Herausneh- men und beiseite stellen.

3 Zitrone waschen, halbieren, von jeder Hälfte eine Scheibe abschneiden und diese in der heißen Pfanne von beiden Seiten anbraten. Den Weißwein angießen und einkochen. Die restliche Zitrone in der Pfanne auspressen. Fleisch in die Sauce legen und in 3–4 Min. garen.

4 Salat waschen, zupfen und trocken schleudern. Für die Salatsauce 3 EL Olivenöl, 1 EL Essig, Salz und Pfeffer verrühren und unter den Salat mischen.

TIPP: Beim Dämpfen bleiben besonders viele Nährstoffe erhalten. Dämpfeinsätze gibt es günstig in vielen Super- märkten zu kaufen.

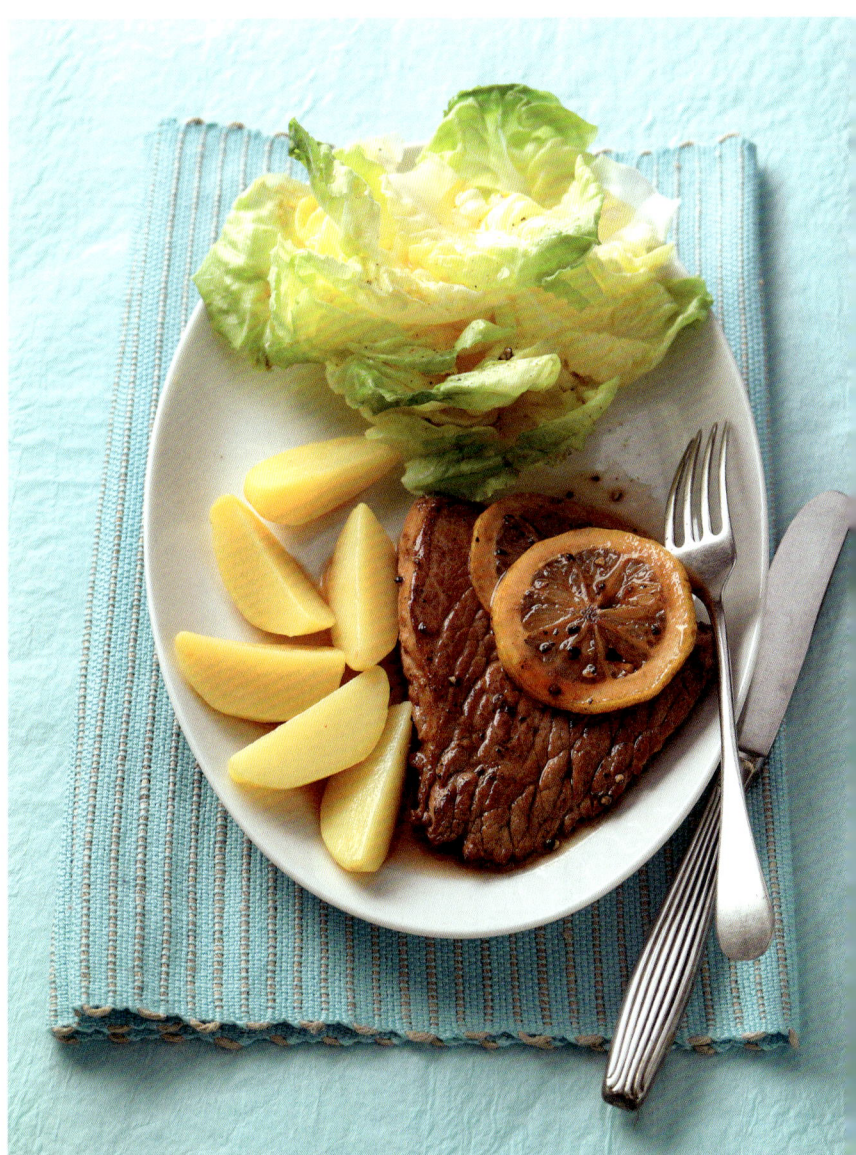

Zitronen-Kalbsschnitzel mit Kartoffeln und grünem Salat

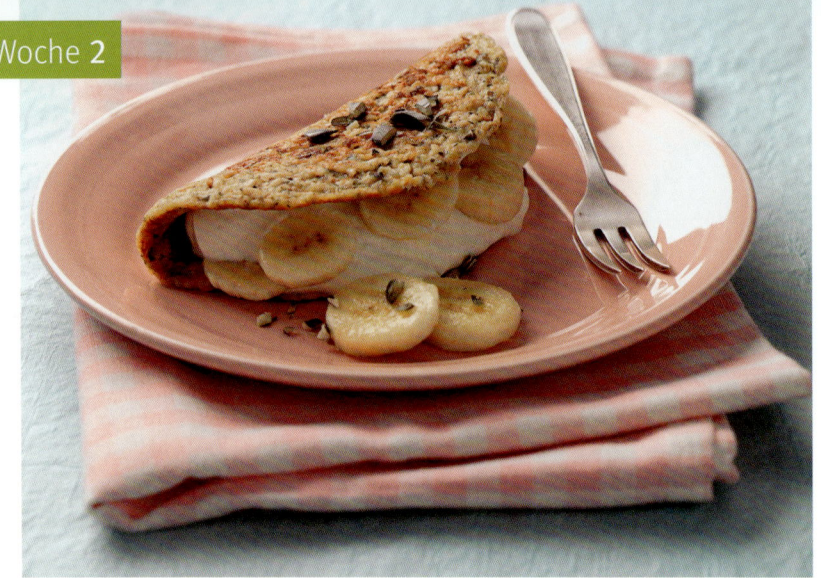

Nusspfannkuchen mit Zimt-Bananen-Rahm

FRÜHSTÜCK
Nusspfannkuchen mit Zimt-Bananen-Rahm

2 EL Cashewnüsse | 1 EL Kürbiskerne | 1 Ei | 3 EL Milch oder Sojamilch | 1 Prise gemahlener Zimt | 1 Prise Vanillemark | Butter | ½ Banane | 2 EL Sauerrahm (oder Quark)

1 Für den Pfannkuchenteig Cashewnüsse und Kürbiskerne in der Küchenmaschine oder mit dem Mixstab fein mahlen. Mit dem Ei und der Milch verquirlen. Zimt und Vanillemark unterrühren.

2 Ein wenig Butter in einer beschichteten Pfanne schmelzen und den Pfannkuchenteig hineingießen. Bei kleiner Hitze stocken lassen, bis die Oberfläche trocken ist. Pfannkuchen wenden und auf der anderen Seite 1–2 Min. braten.

NICHT VERGESSEN!
Tauen Sie mittags den TK-Blattspinat für Ihr Abendessen auf, sofern Sie ihn nicht aus frischem Spinat zubereiten möchten.

3 Für den Bananenquark die Banane schälen und mit einer Gabel zerdrücken oder in Scheiben schneiden. Mit dem Sauerrahm verrühren.

4 Pfannkuchen auf einen Teller geben, die eine Hälfte mit Bananenquark bestreichen und die andere Hälfte darüberklappen.

MITTAGESSEN
Mediterrane Gemüse-Bohnen-suppe mit Käse

1 mittelgroße Zwiebel | 2 Knoblauchzehen | 1 Stange Staudensellerie | 1 Möhre | ½ grüne oder gelbe Paprika | Olivenöl | ½ TL Kümmel | 1 Prise Cayennepfeffer | 4 EL gekochte schwarze Bohnen (oder andere kleine Bohnen, Dose) | ½ Bio-Gemüsebrühwürfel (oder ½ TL Pulver) | 1–2 TL Weißwein- oder Apfelessig | Salz, schwarzer Pfeffer aus der Mühle | ca. 2 EL fettarmer Schnittkäse (ca. 15 g), gerieben

1 Zwiebel und Knoblauch schälen, fein hacken und 5 Min. beiseite stellen.

2 Gemüse waschen. Paprika entkernen und alles klein würfeln. Ein wenig Olivenöl in einem Topf erhitzen und Zwiebeln darin anschwitzen. Knoblauch, Kümmel und Cayennepfeffer dazugeben und 2–3 Min. dünsten. Gemüsewürfel hinzufügen und unter Rühren 1–2 Min. dünsten. Bohnen abtropfen und unterheben. Knapp mit Wasser bedecken. ½ Brühwürfel unterrühren und offen ca. 15 Min. bei kleiner Hitze köcheln.

3 Das Gemüse mit einem Kartoffelstampfer grob zerkleinern und mit 1–2 TL Essig, Salz und Pfeffer abschmecken. Käse reiben oder fein würfeln und vor dem Servieren unterrühren.

TIPP: Gekochte Bohnen werden leichter verdaulich, wenn Sie in das Kochwasser ein Lorbeerblatt, Kümmel- oder ein wenig Fenchelsamen geben.

Spinat-Champignon-Strudel

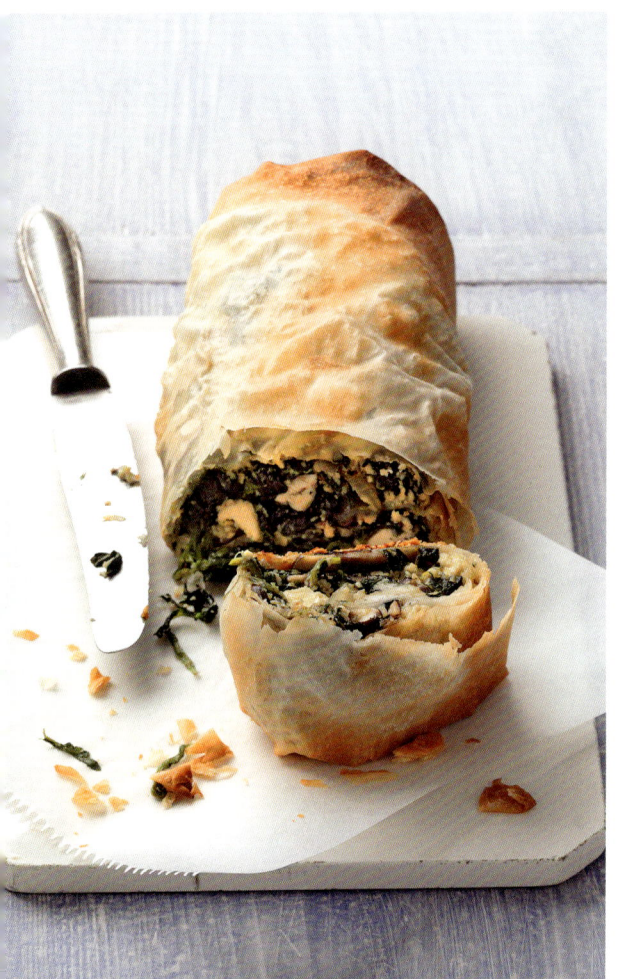

Spinat-Champignon-Strudel

Für 2 Portionen: 2 Zwiebeln | 2 Knoblauchzehen | 300 g TK-Blattspinat, aufgetaut | 1 Handvoll braune Champignons | Olivenöl | ½ TL Cayennepfeffer | 1 TL getrockneter Thymian | 200 g fester Tofu | frischer Saft von 1 Zitrone | Salz, schwarzer Pfeffer aus der Mühle | 1 Blatt Filoteig (Türkische Feinkost)

1 Ofen auf 200° (Umluft 180°) vorheizen. Zwiebeln schälen und fein hacken. Knoblauch schälen und feinblättrig schneiden. Spinat gut ausdrücken. Pilze abreiben und in dünne Scheiben schneiden.

2 Für das Würzöl 3 EL Olivenöl in einer Pfanne erhitzen. Darin Knoblauch, ½ TL Cayennepfeffer und 1 TL Thymian erwärmen und 4–5 Min. ziehen lassen. Tofu würfeln und in ein hohes Gefäß geben. Würzöl und Zitronensaft zugießen und alles in der Küchenmaschine cremig pürieren. Evtl. 1–2 EL Wasser hinzufügen, salzen und pfeffern.

3 Olivenöl in der Pfanne erhitzen und Zwiebeln und Pilze darin anbraten. Salzen und so lange dünsten, bis die Pilze Flüssigkeit abgeben. Spinat und Tofumasse unterrühren. Salzen und pfeffern.

4 Filoteig auf der Arbeitsfläche ausbreiten. Spinatmasse in die Mitte geben und einen Rand von 5 cm lassen. Von oben und unten her einschlagen und dann von der Seite her einrollen. Strudel mit 1–2 TL Olivenöl bepinseln. Ein Blech mit Backpapier auslegen und den Strudel daraufsetzen. In ca. 20–25 Min. im Ofen (Mitte) goldbraun backen.

TIPP
Übrig gebliebenen Strudel können Sie portionsweise einfrieren. Vor dem Servieren erwärmen Sie ihn dann im Backofen bei ca. 200°. Den Teig mit etwas Olivenöl einpinseln, damit die Kruste nicht zu dunkel wird.

NICHT VERGESSEN!
Weichen Sie die Mandeln und Aprikosen für das Frühstück von Tag 15 (Seite 68) über Nacht in reichlich Wasser ein!

Weiter geht's

Neue Geschmackswelten

Mit der Faustformel stellen Sie nicht nur ab jetzt Ihre Mahlzeiten auf eine andere Weise zusammen. Es kommen in meinen Rezepten wahrscheinlich auch einige Zutaten vor, die Sie noch nie probiert oder mit denen Sie noch nicht gekocht haben, wie zum Beispiel Bulgur oder Quinoa. In den meisten Supermärkten sind diese Dinge erhältlich.

Ausgefallene Zutaten und exotische Gewürze, wie Tahin oder Harissa, erhalten Sie in türkischen Feinkostläden oder Asialäden. Sie haben eine lange Haltbarkeit. Die Würzpasten sind unglaublich vielseitig. Und Sie müssen sie nur einmal besorgen und haben monatelang etwas davon.

... gute Qualität

Die Faustformel funktioniert am besten mit Lebensmitteln von guter Qualität. Schließlich handelt es sich hier um ein Ernährungsprogramm, das Ihnen nicht nur zu Ihrem Wunschgewicht verhelfen soll, sondern auch zu einem besseren Körpergefühl. Gute, qualitätsvolle Zutaten sind dabei wichtig, keine Frage. So kommen Sie zusätzlich zum Geschmack auch in den Genuss von Vitaminen, Mineralstoffen und gesunden Pflanzenstoffen. Das gilt natürlich nicht nur für Obst und Gemüse, sondern auch für Fleisch und Fisch und alles, was Sie jeden Tag genießen. Achten Sie für sich ab jetzt noch viel mehr auf die Qualität der Lebensmittel, die Sie jeden Tag zu sich nehmen. Das tut Ihrem Körper gut und schmeckt viel besser!

Der Trick mit den Tellern

Wussten Sie, dass man von einem größeren Teller wesentlich mehr isst als von einem kleinen? Das können Sie sich ab heute zunutze machen, um noch leichter abzunehmen: Servieren Sie einfach ab jetzt den Salat und die Gemüsebeilagen auf großen Pastatellern und weichen Sie für Ihre 80:20-Momente auf den kleinsten Teller aus, den Sie haben. Für das Hauptgericht nehmen Sie auf jeden Fall eher die mittleren oder kleinen Teller. Auch ganz wichtig: Sie sollten die ganze Portion, die Sie essen werden, auf einmal sehen können. Das klingt jetzt komisch, aber laden Sie sich lie-

INFO

Wenn Sie Geschmack an **meiner leichten, schlanken Küche** gefunden haben, ist jetzt vielleicht ein guter Zeitpunkt, um für eine richtig **gute Küchenausrüstung** zu sorgen – sofern Sie nicht schon über eine solche verfügen. Meine Favoriten sind: eine **Schneidebrett** und ein **scharfes Messer,** das gut in der Hand liegt; ein hochwertige **tiefe, beschichtete Pfanne mit Deckel** (darin mache ich außer Reis und Nudeln fast alles); ein Pürierstab – unentbehrlich für schnelle Frühstücksshakes und cremige Suppen; eine **kleine Küchenmaschine,** die z. B. Hülsenfrüchte zu einem Mus verarbeiten kann. Oft hat sie nur eine »Pulstaste« und muss sonst nicht viel mehr können; einen **Spiralbesen (Saucenbesen),** mit dem wunderbar cremige Salatsaucen gelingen. Sie wissen gar nicht, was Sie bisher verpasst haben!

ber einmal den Teller ordentlich voll, als sich immer wieder ein wenig aus der gemeinsamen Schüssel zu bedienen. So verlieren Sie den Überblick über die Menge und essen zu viel.

(Nur) gut essen macht schlank

Sie haben nun schon Ihre zweite Woche mit der Walleczek-Methode hinter sich. Wie fühlen sich die Veränderungen für Sie an?

Vielleicht haben Sie in den letzten Jahren schon öfter einmal versucht abzunehmen. Dann wissen Sie, wie schwer eine Veränderung fallen kann. In solchen Fällen hilft weder die Vorstellung des Wunschgewichts und des eigenen Spiegelbilds, verschlankt auf Kleidergröße S oder doch zumindest M. Noch ist es hilfreich, sich die Vorzüge von gesunder Ernährung vor Augen zu halten. Warum ist das so?

Gewohnheitstier Mensch

Von unserer biologischen Programmierung sind wir Gewohnheitstiere. Im Laufe der Menschheitsentwicklung machte das auch Sinn. Bestimmte Regeln und wiederkehrende Gewohnheiten verschafften das Gefühl von Sicherheit. Neue Situationen oder gar neue Verhaltens- oder Ernährungsweisen konnten dagegen ein lebensgefährliches Risiko darstellen. Wenn Sie also von einem Tag auf den anderen entscheiden, dass ab nun alles anders wird, dass Sie mehr Gemüse und weniger Zucker essen und ganz davon abgesehen auch öfter einmal aufs Fahrrad steigen anstatt sich ins Auto zu setzen – dann heißt das zunächst für Ihren Körper und Ihre Schaltzentrale im Kopf: Gefahr! Sie kämpfen in dem Moment gegen einen jahrtausendealtes, tief in Ihrem Erbgut versenktes biologisches Programm an. Und dieser Kampf kann nicht gut ausgehen. Selbst

wenn Sie wissen, dass zu viel Zucker und zu viele Pfunde auf Dauer Ihrer Gesundheit und Ihrem Wohlbefinden weniger guttun.

Bleiben Sie ganz entspannt!

Insofern hilft die Walleczek-Methode von zwei Seiten. Zum einen müssen Sie schon einmal keinen Hunger leiden, und Sie dürfen sich durch die 80:20-Momente Ausnahmen gönnen. Die Gefahr der »absoluten« Lebensumstellung ist damit gebannt. Es geht Ihnen ja gut mit dieser Art der Ernährung, und sie schmeckt. Des Weiteren haben Sie durch die regelmäßigen Mahlzeiten ein genussreiches Alltagsritual zur Entschleunigung. Nicht zuletzt geben Rituale seit alters her Sicherheit und ein gutes Lebensgefühl.

Zum zweiten erleben Sie durch die Gewichtsabnahme eine Art Belohnung für Ihr neues Verhalten. Bleiben Sie weiter dran an Ihrer Ernährungsumstellung. Sie werden sehen, nach etwa drei Wochen hat Ihr Körper langsam begriffen, dass ihm die Veränderung wirklich guttut. Bis dahin: Bleiben Sie entspannt und setzen Sie sich nicht unter Druck.

INFO

Jeden Morgen **auf die Waage zu steigen** und nachzusehen, wieviel Gramm Sie nun leichter sind, **ist absolut kontraproduktiv** beim 4-Wochen-Power-Plan. Wenn Sie möchten, können Sie an einem bestimmten Tag der Woche Ihr Gewicht feststellen und sich in einem Notizbuch eine **Kurve** anlegen, auf der Sie den **Gewichtsverlauf** verzeichnen. So behalten Sie den Überblick und stressen sich nicht.

Woche 3

Der Alltags-Test

In der letzten Woche haben Sie immer wieder vermehrt in sich hineingehört und bemerkt, dass sich Ihre Körperwahrnehmung und auch die Signale, die Ihnen Ihr Körper schickt, verändert haben. Sie gewöhnen sich langsam, aber sicher an Ihre neue Ernährung und fühlen sich wohl damit. Aber Essen ist in den seltensten Fällen eine einsame Angelegenheit. Es ist immer auch mit unserem Sozial- und Familienleben verbunden.

In Woche 3 geht es deshalb darum, das neue Programm auch einmal mit Kollegen bei einem Kantineessen oder mit Freunden in einem Restaurant zu testen. Denn vergessen Sie nicht: Fast jeder unserer Feiertage dreht sich ums Essen. Wenn Sie es nicht schaffen, auch diese Gelegenheiten mit in Ihr neues Ernährungsprogramm einzubauen, ohne in alte Gewohnheiten zu verfallen, dann wird es Ihnen auch nicht so leicht gelingen, Ihr Wunschgewicht zu erreichen. Dafür gibt es zu viele Gelegenheiten, über die Stränge zu schlagen.

Dranbleiben ist alles!

Die dritte Woche ist auch oft die Woche, in der sich bei einigen in Sachen Gewichtsabnahme gar nichts tut. Fragen Sie mich nicht, warum das so ist. Vielleicht halten Sie sich nicht mehr so streng an die Regeln, vielleicht gibt es physiologische Ursachen für diese Phase des Stillstands. Bedenken Sie immer, dass unser Körper auf Speichern und Festhalten gepolt ist. Da

kann es dann auch Phasen geben, in denen er nicht ein Quäntchen Fett mehr herausrückt. Auf jeden Fall erlebe ich immer wieder, dass nach zwei bis drei Wochen plötzlich »nichts mehr« weitergeht. Nicht verzweifeln! Das kann völlig normal sein. Lesen Sie sich dazu die Seiten 113 f. genau durch. Vielleicht finden Sie dort eine der Ursachen für den aktuellen Stillstand. Wenn Sie jedoch der Meinung sind, dass Sie eigentlich alles richtig machen, dann heißt es einfach Nerven behalten und weiter so.

Ihr Körper ist keine Maschine, und Sie können nicht erwarten, dass Sie jeden Tag im selben Tempo abnehmen werden. Manchmal geht es schneller, manchmal ein bisschen langsamer. Die gute Nachricht: Oft, wenn sich der Zeiger auf der Waage lange nicht bewegt hat, geht es danach plötzlich umso schneller. Sie werden so vielleicht nicht jeden Tag dünner, aber dafür geht es Ihnen jeden Tag ein kleines bisschen besser – und Sie sehen gut aus!

Laden Sie sich Gäste ein

Machen Sie in dieser dritten Woche den Alltags-Test mit der Walleczek-Methode. Probieren Sie aus, wie es Ihnen ergeht, wenn Sie mit Freunden auswärts essen (siehe hierzu auch Seite 109) oder laden Sie liebe Menschen zu sich nach Hause ein und bekochen Sie sie nach der Faustformel. Möglicherweise gewinnen Sie dabei ganz schnell neue Fans des 4-Wochen-Power-Plans. Und was ist besser, als überzeugte Unterstützer für Ihr Abnehmprojekt zu haben?

Wie wäre es mit Rindersteak mit Zwiebel-Paprika-Gemüse und Bohnen (Seite 77) oder Schollenfilet mit Kruste, gegrillten Tomaten und Basilikumsauce (Seite 89). Lassen Sie es sich schmecken. Ich wünsche Ihnen einen schönen Abend!

OBST

2 Äpfel
2 Aprikosen, getrocknet
1 Banane
1 Handvoll Heidelbeeren
1 ½ Limetten
1 Pfirsich
2 TL Rosinen
1 Handvoll Weintrauben
2 Zitronen (Bio)

SALATE & GEMÜSE

1 kleine Aubergine
½ Blumenkohl, klein
1 Handvoll Champignons (braun)
1 ½ Chilischoten, rot
3 Frühlingszwiebeln
2–3 Gewürzgurken (Glas)
3 Gurken (Bio)
4–5 cm Ingwer
6 Knoblauchzehen
½ Stange Lauch
2 Kartoffeln, mittelgroß
1 Bund Koriander, frisch
3 EL Mais (TK, Dose)
6 Möhren
3 Paprika, gelb oder rot
1 Bund Petersilie, glatt
2 Dosen Pizza-Tomaten (800 g)
2 Rote Bete (Glas)
1 Rosmarinzweig
1 Handvoll Rucola
½ Bund Spargel, grün
5 Stangen Staudensellerie
6 Tomaten
½ Weißkohl, klein
2 Zucchini, klein
1 Zwiebel, rot
4 Zwiebeln, weiß

HÜLSENFRÜCHTE & GETREIDE

4 EL Berglinsen
4 EL Bohnen, weiß (Dose)
2 EL Gerstengraupen, roh
50 g Glasnudeln (Asiamarkt)
2 EL Haferflocken, grob
2 EL Haferkörner
4 EL Kichererbsen (Dose)
1–2 Knäckebrote
2 EL Langkornreis, ungeschält
50 g Nudeln (Farfalle)
1 TL Mehl
2 EL Polenta
80 g Quinoa, roh
150 g Tofu
4 Scheiben Vollkornbrot
3 Vollkorntoast

NÜSSE & SAMEN

1 EL Haselnüsse
5 EL Mandeln
1 EL Walnüsse

EIER & MILCHPRODUKTE

Butter
3 Eier (Bio)
1 großer und 1 kleine Becher
    Joghurt (insg. 300 g)
½ Becher Magerquark (125 g)
170 ml Milch
2 Mozzarella (light)
100 g Schafskäse (Feta)
1–2 TL Schlagsahne

FLEISCH & FISCH

1 Heringsfilet (Glas)
120 g Hähnchenbrust
120 g Lachsfilet
110 g Rinderhackfleisch
120 g Rindersteak

GEWÜRZE

Apfelessig
Chilipaste (z. B. Sambal Oelek)
Currypulver
Gemüsebrühe (Würfel)
Kokosflocken
Koriandersamen
Kümmelsamen
Kurkumapulver
Lorbeerblatt
Mayonnaise
Muskatnuss
Olivenöl
Paprikapulver
Pesto (rot oder grün)
Salz
schwarzer Pfeffer
Sesamöl, dunkel
Sojasauce
Tahin (Sesammus)
Thymian, getrocknet
Tomatenmark
Vanillemark
Zimtpulver

Diese Zutatenliste finden Sie auch unter www.gu.de/faustformel.

FRÜHSTÜCK
Apfel-Mandel-Brei mit Kokos und Ingwer

1 Apfel | 2 EL Mandeln | 2 getrocknete Aprikosen | 1 EL Kokosflocken | 1–2 cm Ingwer

1 Den Apfel waschen, schälen und entkernen. Das Fruchtfleisch in grobe Stücke schneiden. Alternativ können Sie auch 1 Birne verwenden.

Hähnchensalat mit Sellerie und Walnüssen

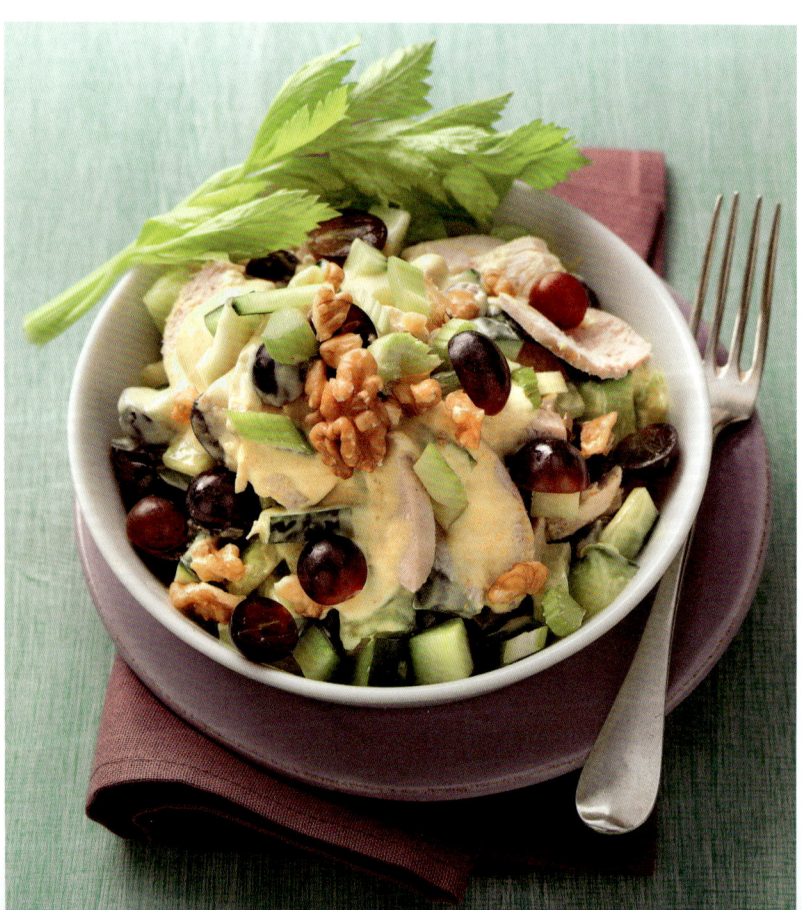

2 Eingeweichte Mandeln und Aprikosen (siehe »Nicht vergessen!«, Seite 63) mit Apfelstücken und Kokosflocken in ein hohes Gefäß geben. Ingwer schälen und fein darüberreiben. Zutaten mit dem Mixstab oder in der Küchenmaschine fein hacken.

MITTAGESSEN
Hähnchensalat mit Sellerie, Weintrauben und Walnüssen

1 Gemüsebrühwürfel | 1 handtellergroßes Hähnchenbrustfilet (ca. 120 g) | ½ Becher Joghurt (125 g) | 1 TL Mayonnaise | frischer Saft von ½ Zitrone | Salz, schwarzer Pfeffer aus der Mühle | 3 Stangen Staudensellerie | ½ Bio-Gurke | 1 EL Walnüsse | 1 Handvoll Weintrauben | 1 Scheibe Vollkornbrot

1 Den Brühwürfel in einem Topf mit 300 ml kochendem Wasser auflösen. Hähnchenfilet einlegen und Brühe zum Kochen bringen. Vom Herd nehmen und das Fleisch in ca. 10 Min. gar ziehen lassen.

2 Für die Salatsauce in einer Schüssel Joghurt, Mayonnaise und Zitronensaft verrühren und mit Salz und Pfeffer würzen.

3 Staudensellerie waschen, längs halbieren und quer in Streifen schneiden. Gurke waschen und ungeschält klein würfeln. Walnüsse knacken und grob hacken. Weintrauben waschen, entkernen und halbieren. Das Fleisch in kleine Stücke schneiden und mit den vorbereiteten Zutaten unter die Sauce heben. Mit Vollkornbrot servieren.

ABENDESSEN
Pasta Primavera mit Mozzarella

Salz, schwarzer Pfeffer aus der Mühle | 1 Handvoll
Nudeln (Farfalle, ca. 50 g) | 1 Zwiebel | 1 Knob-
lauchzehe | 1 Möhre | ½ kleiner Zucchino | ½ gel-
be oder rote Paprika | Olivenöl | ½ Dose Pizza-
Tomaten (200 g) | 1 EL rotes oder grünes Pesto |
1 Kugel Mozzarella (light)

1 In einem Topf Wasser mit einer Prise Salz zum
Kochen bringen. Nudeln darin in 7–8 Min. bissfest
(al dente) kochen und abseihen.

2 Zwiebel und Knoblauch schälen, hacken und
5 Min. ziehen lassen. Das Gemüse waschen.
Möhre nach Belieben schälen, Paprika entkernen
und mit dem Zucchino in mundgerechte Stücke
schneiden.

3 In einem Topf ein wenig Olivenöl erhitzen, darin
Zwiebel und Knoblauch andünsten und salzen. Möhren, Zucchino und Paprika dazugeben und 1–2 Min.
unter Rühren braten. Tomaten einrühren und zugedeckt in 4–5 Min. bissfest garen. Pesto unterrühren und mit Salz und Pfeffer abschmecken.

4 Den Mozzarella in kleine Würfel schneiden und
vor dem Servieren zusammen mit den Nudeln unter das Gemüse rühren.

VARIANTE: Statt Hähnchen können Sie auch Puten-
fleisch verwenden. Waschen Sie Fleisch vor der Verwendung immer kalt ab und tupfen es mit Küchenpapier trocken, um eventuelle Knochensplitter zu entfernen.

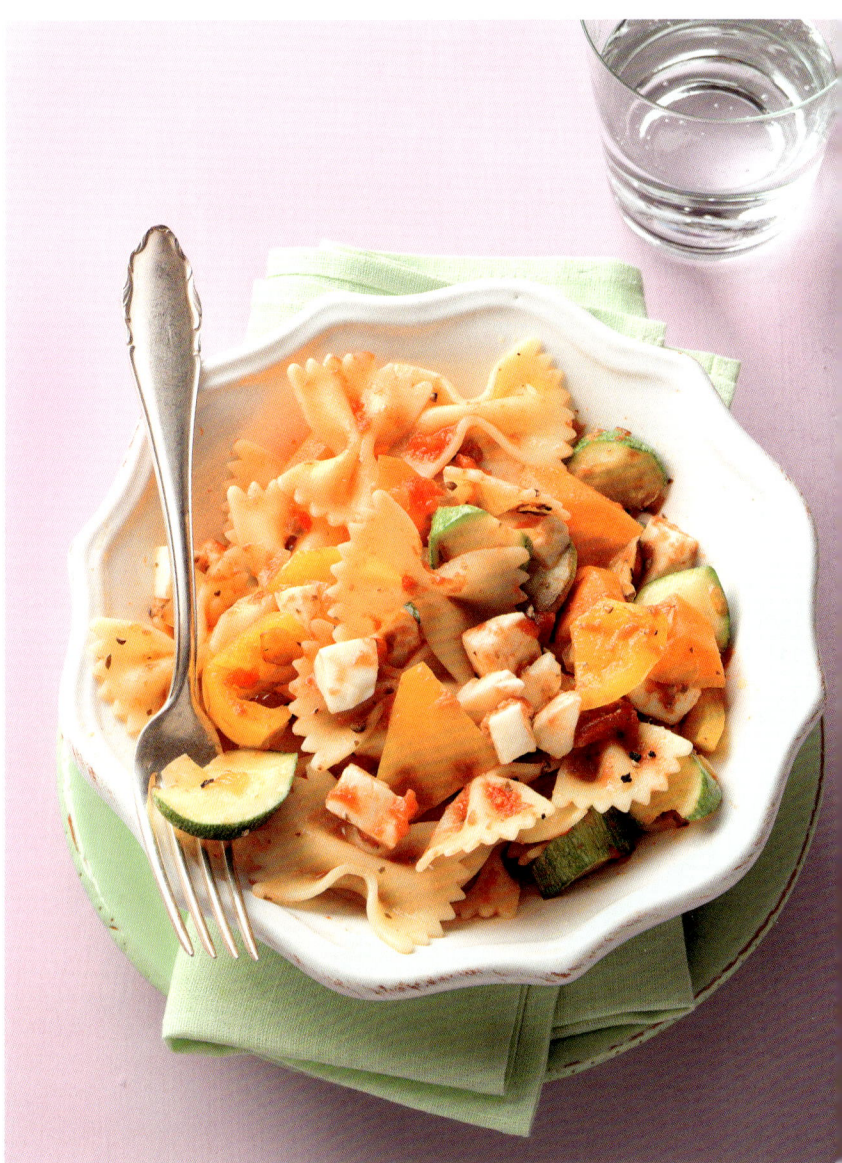

Pasta Primavera mit Mozzarella

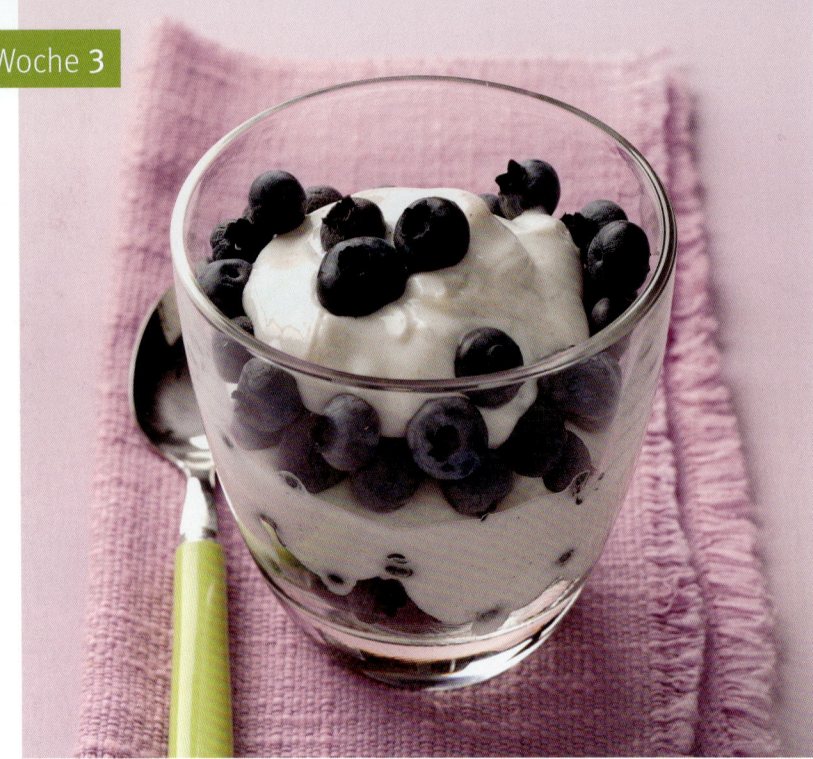

Heidelbeerquark mit Vanille

MITTAGESSEN
Lauch-Kartoffelsuppe mit Zucchini und Sojasauce

1 Zwiebel | ½ Stange Lauch | Olivenöl | 1 Knoblauchzehe | 2 mittelgroße Kartoffeln | ½ kleiner Zucchino | Salz, schwarzer Pfeffer aus der Mühle | 1 Msp. frisch gemahlener Muskat | ½ TL Gemüsebrühwürfel (oder -pulver) | ½ TL Kurkumapulver | 100 g Tofu | 1–2 TL Sojasauce | 1–2 TL Sahne

1 Zwiebel schälen und grob hacken. Lauch waschen, putzen und in ½ cm breite Ringe schneiden. Etwas ziehen lassen.

2 Ein wenig Olivenöl in einer Pfanne erhitzen und Zwiebeln und Lauch darin glasig dünsten. Knoblauch schälen, fein hacken, dazugeben und unter Rühren 1–2 Min. garen.

3 Kartoffeln waschen, schälen und fein würfeln. Zucchino waschen und grob raspeln. Beides hinzufügen. Umrühren und mit Wasser bedeckt zum Kochen bringen.

4 Salzen, pfeffern und mit Muskat, evtl. ½ TL Gemüsebrühwürfel und Kurkuma würzen. Ca. 10 Min. kochen, bis die Kartoffeln weich sind. Mit einem Mixstab die Suppe sämig pürieren.

5 Tofu mit einer Gabel zerdrücken oder würfeln und in die Suppe rühren. Kurz durchziehen lassen. Mit Sojasauce abschmecken. Vor dem Servieren können Sie nach Belieben ein wenig Schlagsahne oder Crème fraîche unterrühren.

FRÜHSTÜCK
Heidelbeerquark mit Vanille

½ Becher Magerquark (125 g) | 1–2 EL Milch | Abrieb von ½ Bio-Zitrone | 1 Msp. Vanillemark | 1 große Handvoll Heidelbeeren

1 In einer Schüssel den Quark mit Milch oder Wasser cremig rühren. Zitronenabrieb und nach Geschmack Vanillemark unterrühren.

2 Heidelbeeren waschen und abtropfen lassen. Quarkcreme abwechselnd mit den abgetropften Heidelbeeren in ein Glas schichten.

Polenta-Nocken mit Ratatouille

1 Knoblauchzehe | 1 Zwiebel | Salz, schwarzer Pfeffer aus der Mühle | 2 gehäufte EL Polenta (Maisgrieß) | Olivenöl | 1 TL getrockneter Thymian | 1 kleiner Zucchino | 1 kleine Aubergine | ½ Dose Pizza-Tomaten (200 g) | 1 Ei

1 Knoblauch und Zwiebel schälen und fein hacken. 5 Min. stehen lassen.

2 In einem Topf 150 ml Wasser mit einer Prise Salz zum Kochen bringen. Polenta einrühren, unter Rühren 2 Min. kochen. Vom Herd ziehen und zugedeckt 10 Min. quellen lassen. Dann abkühlen lassen.

3 Ein wenig Olivenöl in einer Pfanne erhitzen und Knoblauch und Zwiebel darin bei kleiner Hitze andünsten. Mit Thymian, Salz und Pfeffer würzen und so lange dünsten, bis das Gemüse Saft abgibt. Zucchino und Aubergine waschen, putzen, würfeln und zum Gemüse geben. Nach 4–5 Min. Tomaten zufügen und 5–7 Min. köcheln.

4 Polenta durchmischen und mit dem Ei glatt rühren. Salzen und pfeffern. Ein wenig Olivenöl in einer beschichteten Pfanne erhitzen. Von der Polenta mit einem Löffel Nocken abstechen und im Öl braun braten. Mit der Ratatouille servieren.

TIPP: Wer Ratatouille nicht mag, kann auch einfach jedes andere Pfannengemüse verwenden. Achten Sie darauf, dass keine Kartoffeln, Mais oder Erbsen dabei sind. Ansonsten können Sie Ihrer Fantasie freien Lauf lassen.

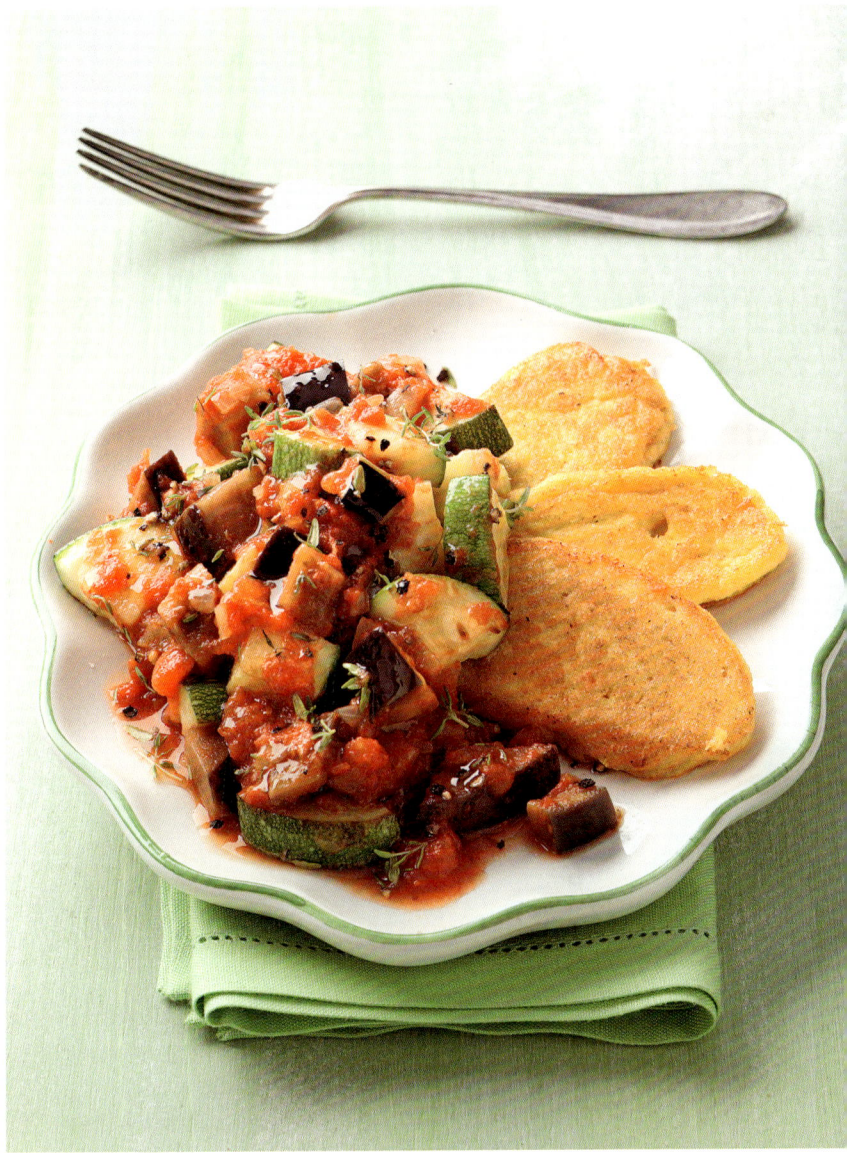

Polenta-Nocken mit Ratatouille

WARENKUNDE

Zimt kann dabei helfen, den Blutzuckerspiegel stabil zu halten, und so beim Abnehmen unterstützen. In Zimt steckt eine Phenolverbindung, die die Aufnahme von Zucker in die Zellen verstärkt. So muss die Bauchspeicheldrüse weniger von dem Dickmacher-Hormon Insulin ausschütten. Zudem senkt Zimt auch den Cholesterinspiegel im Blut.

FRÜHSTÜCK
Apfel-Rosinen-Müsli

2 EL grobe Haferflocken/ ½ Apfel | ½ TL Zimtpulver | 2 TL Rosinen | 1 EL Haselnüsse | 1 kleines Glas Milch (150 ml)

1 In einer kleinen Schüssel die Haferflocken mit kochendem Wasser übergießen und anschließend ca. 10 Min. ziehen lassen.

2 Apfel waschen, schälen, entkernen und feinblättrig schneiden. Mit Zimt bestreuen. Rosinen und Nüsse fein hacken und vorsichtig mit den Äpfeln und Haferflocken verrühren. Mit Milch übergießen.

MITTAGESSEN
Ostfriesischer Heringssalat

1 Heringsfilet (Glas) | 1 Stange Staudensellerie | ½ Apfel | ½ Bio-Gurke | 2–3 Gewürzgurken (Glas) | 1 Rote Bete (Glas) | 1 TL Mayonnaise | ½ Becher Joghurt (125 g) | Salz, schwarzer Pfeffer aus der Mühle | 3 TL frischer Zitronensaft | 1–2 Knäckebrote

1 Hering wässern, falls er sehr salzig ist. Längs halbieren und quer in Streifen schneiden.

2 Sellerie waschen, längs vierteln und klein würfeln. Apfel waschen, entkernen und ungeschält fein würfeln. Gurke waschen und ungeschält würfeln. Gewürzgurken ebenfalls in feine Würfel schneiden. Rote Bete abtropfen lassen und klein würfeln.

3 Für die Sauce in einer Schüssel Mayonnaise und Joghurt verrühren. Gemüsewürfel und Hering unterheben. Mit Salz, Pfeffer und Zitronensaft würzen. Dazu Knäckebrot servieren.

ABENDESSEN
Reis-Hackfleischpfanne mit Weißkohl und Tomaten

1 Zwiebel | 1 Knoblauchzehe | ½ kleiner Weißkohl | Olivenöl | 1 handtellergroße Portion Rinderhackfleisch (ca. 110 g) | ½ TL Thymian | 1 Lorbeerblatt | 1 EL Tomatenmark | ½ Dose Pizza-Tomaten (200 g) | 2 EL ungeschälten Langkornreis | Salz, schwarzer Pfeffer aus der Mühle

1 Zwiebeln schälen und fein hacken. Knoblauch schälen und feinblättrig schneiden. Beides beiseite stellen. 5 Min. ziehen lassen.

2 Den Kohl waschen, vom Strunk befreien und in feine Streifen schneiden.

3 Ein wenig Olivenöl in einer Pfanne erhitzen und Zwiebeln darin andünsten. Hackfleisch hinzufügen und unter Rühren anbraten.

4 Mit Thymian, Lorbeer und Knoblauch würzen und 3–5 Min. weiterbraten. Kohlstreifen unterheben und 3–4 Min. dünsten. Tomatenmark, Tomaten und Reis darunterrühren, salzen und pfeffern. Mit so viel Wasser übergießen, dass alles knapp bedeckt ist.

5 Ca. 20–25 Min. bei kleiner Hitze gar köcheln.

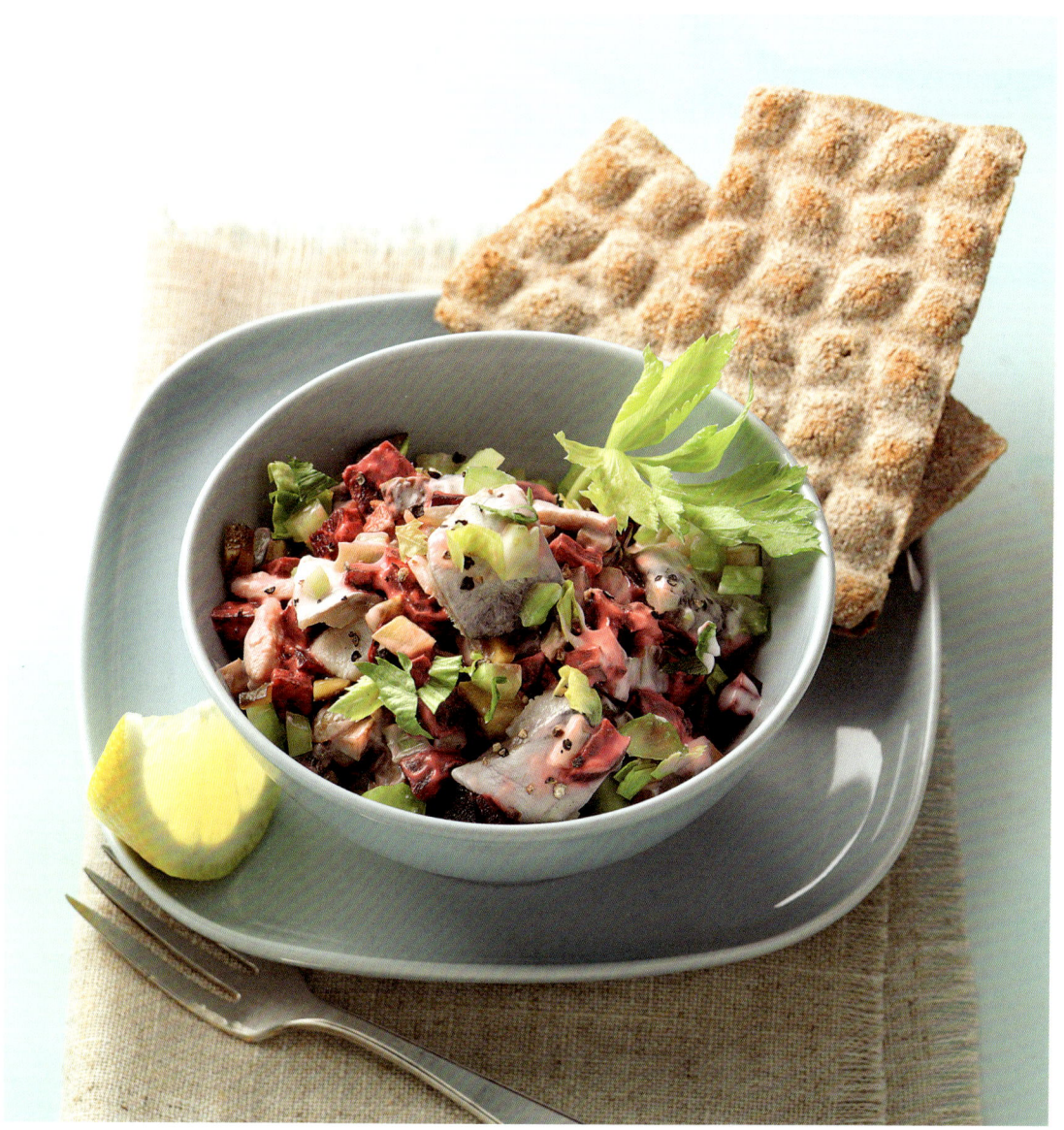

Ostfriesischer Heringssalat

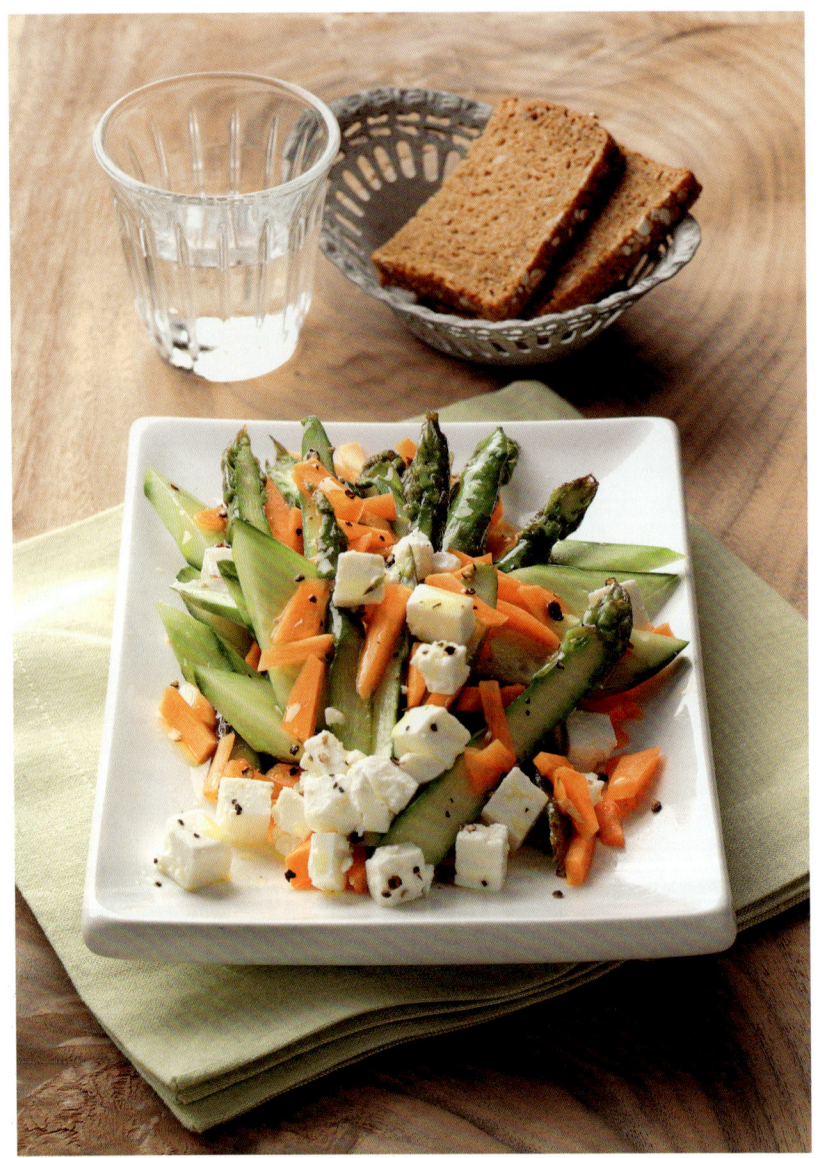

Grüner Spargel-Feta-Salat

FRÜHSTÜCK
Weiches Ei mit roter Paprika

1 große Scheibe Vollkornbrot oder 1 -brötchen | Butter | 1 Ei | 1 rote oder gelbe Paprikaschote | Salz

1 Das Vollkornbrot nach Belieben toasten und dünn mit Butter bestreichen.

2 Ei in einem Topf mit kochendem Wasser nach Geschmack weich kochen, pellen und salzen. Paprika waschen, entkernen, in Streifen schneiden und dazu servieren.

MITTAGESSEN
Grüner Spargel-Feta-Salat

½ Bund grüner Spargel (ca. 250 g) | Olivenöl | Salz, schwarzer Pfeffer aus der Mühle | 1 EL Apfelessig | 2 Möhren | ½ Salatgurke | 100 g Schafskäse (Feta) | 1 kleine Scheibe Vollkornbrot

1 Den Ofen auf 250° (Umluft 220°) vorheizen. Den Spargel waschen, abtupfen und die holzigen Enden abbrechen. Ein Backblech mit Backpapier belegen und mit 1 EL Olivenöl beträufeln. Die Spargelstangen darauf rollen, bis sie ganz mit Öl überzogen sind. Salzen und pfeffern. Die mit Öl überzogenen Spargelstangen ca. 15 Min. backen.

2 Für die Salatsauce 2–3 EL Olivenöl, Essig, Salz und Pfeffer verrühren. Gemüse waschen, nach Belieben schälen und in mundgerechte Stücke schneiden. Schafskäse klein würfeln.

3 Spargel aus dem Ofen nehmen und quer in 4 cm lange Stücke schneiden. Sofort unter die Salatsauce heben. Gemüse vorsichtig unterrühren und mit Käse bestreuen. Der Salat schmeckt lauwarm oder kalt. Dazu das Brot servieren.

TIPP: Statt Spargel können Sie auch 1–2 rote, halbierte Paprikaschoten mit der Haut nach oben unter dem Grill bräunen, bis sie stellenweise schwarz wird und Blasen wirft. Dann sofort in eine Plastiktüte geben, 10 Min. stehen lassen, die Haut abziehen und das Fruchtfleisch anschließend in Streifen schneiden.

ABENDESSEN
Blumenkohlcurry mit Linsen

1 Zwiebel | 1 Knoblauchzehe | ½ kleiner Blumenkohl | Olivenöl | 1 EL Currypulver | 4 EL Berglinsen (oder gelbe Linsen) | ½ Dose Pizza-Tomaten (200 g) | 1 EL frischer Saft von 1 Bio-Zitrone

1 Zwiebel und Knoblauch schälen und grob hacken. 5 Min. ziehen lassen. Blumenkohl waschen und klein schneiden.

2 Ein wenig Olivenöl in einer Pfanne erhitzen und Zwiebel und Knoblauch darin dünsten. Curry darüberstreuen und 1–2 Min. durchrühren. Die Zwiebelmischung noch nicht salzen.

3 Die Linsen waschen und unter Rühren dazugeben. Mit 1 Tasse Wasser aufgießen. Die Tomaten hinzugeben und bei starker Hitze zum Kochen bringen. Blumenkohl hinzufügen und bei mittle-

rer Hitze ca. 10-12 Min. garen. Mit Salz, Pfeffer würzen und nach Geschmack mit Zitronensaft abschmecken.

Blumenkohlcurry mit Linsen

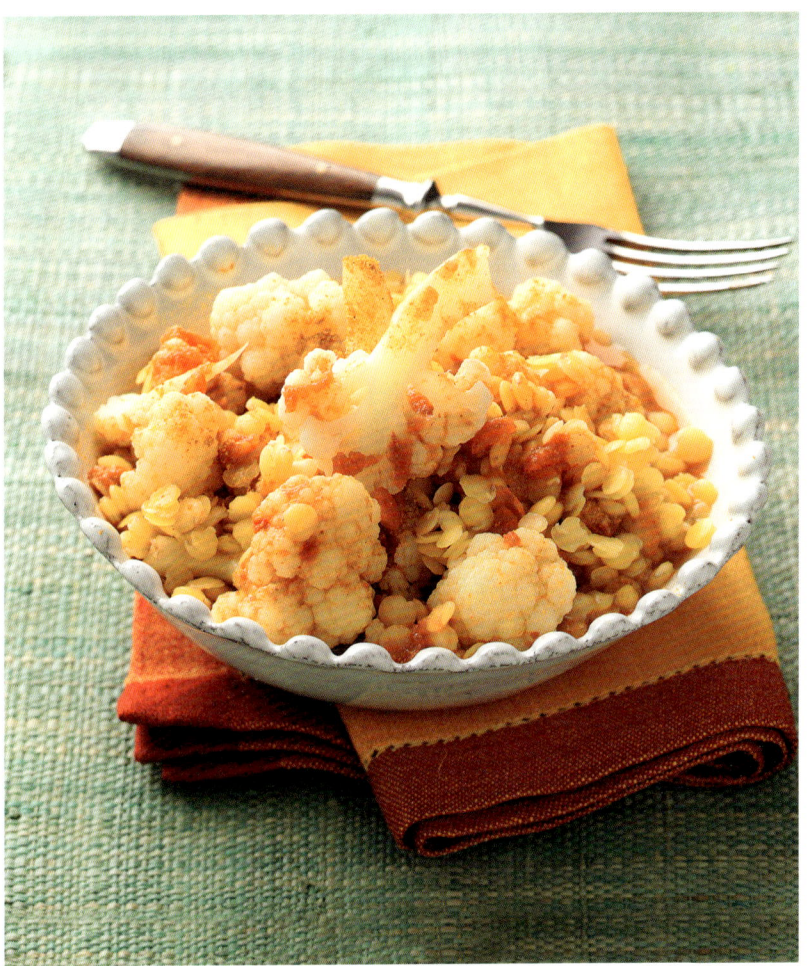

NICHT VERGESSEN!
Weichen Sie 50 g Mandeln in Wasser ein und legen Sie die Banane für Ihr morgiges Frühstück ins Gefrierfach.

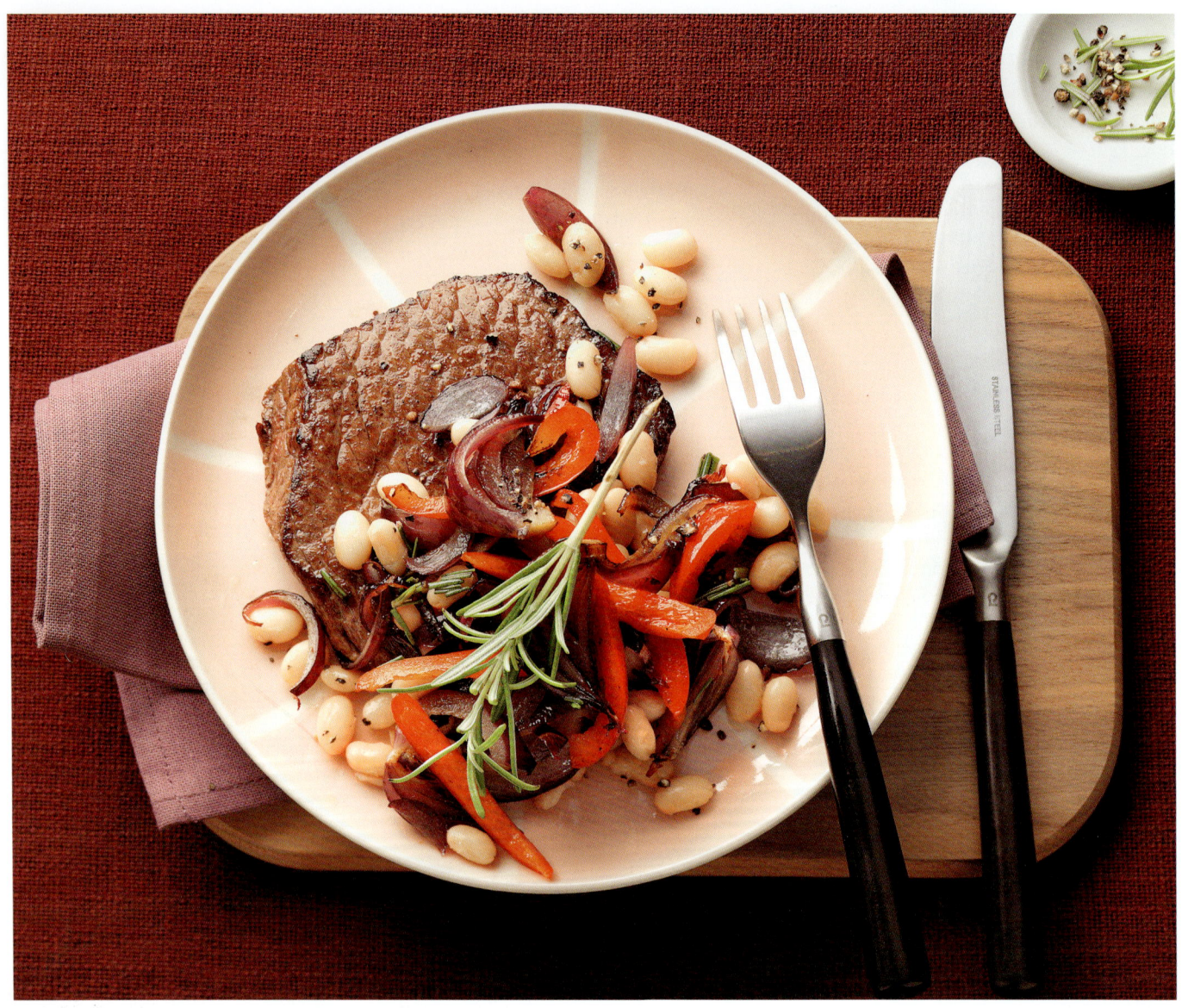

Rindersteak mit Zwiebel-Paprika-Gemüse und Bohnen

FRÜHSTÜCK
Bananen-Mandelmilch

3 EL Mandeln | 1 Banane | ½ TL Vanillemark oder Mark von ½ Vanilleschote

1 Mandeln über Nacht in reichlich Wasser einweichen. Banane schälen, in Stücke brechen und in einer kleine Plastiktüte über Nacht einfrieren.

2 Mandeln abtropfen lassen und mit 1 Tasse Wasser im Mixer oder mit dem Mixstab 3–4 Min. fein pürieren. Bei Bedarf noch ½ Tasse Wasser zugeben.

3 Nach und nach die gefrorenen Bananenstücke und das Vanillemark zugeben und pürieren. Anschließend sofort kalt servieren.

TIPP: Das Rezept funktioniert auch ohne Einweichen und Einfrieren – aber so schmeckt es noch besser.

MITTAGESSEN
Toast mit Rote-Bete-Hummus und knackigen Gemüsesticks

1 gekochte Rote Bete (Glas) | 4 EL gekochte Kichererbsen (Dose) | 1 EL Olivenöl | 1 EL Tahin (Sesammus) | 3–4 TL frischer Zitronensaft | Salz, Pfeffer aus der Mühle | ½ Bund Petersilie | 1 Scheibe Vollkorntoastbrot | 2 Möhren | ½ Gurke

1 Für den Hummus die Rote Bete abtropfen, grob schneiden und in ein hohes Gefäß geben. Kichererbsen, 1 EL Olivenöl, 2–3 TL Wasser und Tahin mit dem Mixstab oder in der Küchenmaschine cremig pürieren. Mit Zitronensaft würzen, salzen und pfeffern.

2 Petersilie waschen, trocken schütteln, fein hacken und kurz unterrühren. Das Brot toasten und mit Hummus bestreichen. Möhren und Gurke waschen, nach Belieben schälen, längs in Stifte schneiden und in den restlichen Hummus dippen.

ABENDESSEN
Rindersteak mit Zwiebel-Paprika-Gemüse und Bohnen

1 große rote Zwiebel | 1 rote Paprika | Olivenöl | 1 handtellergroßes Rindersteak (ca. 120 g) | Salz, Pfeffer aus der Mühle | 1 Zweig Rosmarin | 4 EL weiße Bohnen (Dose)

1 Ofen auf 80° (Umluft 60°) vorheizen. Zwiebel schälen, halbieren und in dünne Streifen schneiden. Paprika waschen, entkernen und auch in dünne Streifen schneiden. 5 Min. ziehen lassen.

2 In einer Pfanne ein wenig Olivenöl erhitzen und das Steak auf beiden Seiten jeweils 2–3 Min. anbraten. Herausnehmen und im Ofen warm stellen.

3 Zwiebel und Paprika ohne weitere Fettzugabe in die Pfanne geben und 3–4 Min. unter Rühren braten. Hitze reduzieren, salzen und pfeffern. Rosmarin waschen, trocken schütteln und einlegen. 3–5 Min. weiterdünsten. Bohnen abtropfen und abspülen, dazugeben und 2–3 Min. braten, bis sie heiß sind. Steak mit Gemüse und Bohnen servieren.

WARENKUNDE
Hummus ist eine Spezialität aus dem arabischen Raum. Die feinwürzige Paste hält sich gut verschlossen einige Tage im Kühlschrank.

NICHT VERGESSEN!
Weichen Sie heute Abend die Haferkörner für Ihr Frühstück am nächsten Tag ein.

VARIANTE
Statt Pfirsich können Sie für Ihr Frühstücksporridge zu jeder beliebigen Obstsorte greifen. Besonders aromatisch schmecken Beeren (z. B. Himbeeren, Erdbeeren, Blaubeeren), aber auch Apfel, Birne und Banane machen sich gut.

NICHT VERGESSEN!
Gerstengraupen für das Abendessen am nächsten Tag über Nacht in reichlich Wasser einweichen.

FRÜHSTÜCK
Porridge mit Pfirsichkompott

2 EL Haferkörner (oder grobe Haferflocken) | Salz | 1 kleiner Becher Natur- oder Sojajoghurt (150 g) | 1 Prise Zimt | ½ TL Vanillemark | 1 Pfirsich

1   Haferkörner über Nacht mit 1 Prise Salz und 1 EL Joghurt in 6 EL Wasser einweichen.

2   In einem Topf den Hafer mit 1 Prise Zimt und 1 Prise Vanillemark zum Kochen bringen und bei kleiner Hitze unter Rühren in ca. 10 Min. weich köcheln. Bei Bedarf ein wenig Wasser zugeben.

3   Den Pfirsich halbieren und heiß überbrühen. Die Schale abziehen, Pfirsich entkernen und in schmale Spalten schneiden. In einen Topf geben und mit ein wenig Wasser (ca. ½ cm hoch) und der restlichen Vanille bei kleiner Hitze 2–3 Min. köcheln. Den Porridge mit dem Joghurt in einer kleinen Schüssel verrühren und das Kompott darübergeben.

WARENKUNDE: Porridge ist ein Brei aus unterschiedlichen Getreidesorten, der in Großbritannien als warmes Frühstück geschätzt wird. Abgeleitet wird der Begriff vom französischen »potage« für Suppe. Ursprünglich stammt das Rezept allerdings aus Schottland, wo es traditionell vor dem Verzehr nicht gesüßt wird. Nur bei Kindern wird hin und wieder eine Ausnahme gemacht.

MITTAGESSEN
Quinoasalat mit Paprika, Mais und Korianderblättchen

½ Tasse Quinoa (ca. 80 g) | Salz, schwarzer Pfeffer aus der Mühle | Olivenöl | frischer Saft von 1 Limette | ½ TL Chilipaste (oder 1 kleine rote Chilischote) | ½ rote Paprika | ½ Gurke | 2 Frühlingszwiebeln | ½ Bund Korianderblätter | 3 EL TK-Mais (aufgetaut, alternativ Dose)

1   In einem Topf Quinoa mit 1 ½ Tassen Wasser und einer Prise Salz zum Kochen bringen. Bei mittlerer Hitze in 15 Min. bissfest kochen.

2   Für die Salatsauce 3 EL Olivenöl und den frischen Limettensaft verrühren, salzen und pfeffern. Nach Belieben Chilipaste unterrühren. Oder die frische Chilischote halbieren, entkernen, waschen, fein hacken und unterheben.

3   Paprika waschen, entkernen und klein würfeln. Gurke waschen, nach Belieben schälen und in kleine Würfel schneiden. Frühlingszwiebeln waschen, putzen und quer in feine Ringe schneiden. Korianderblätter waschen, abtupfen und fein hacken.

4   In einer Schüssel das Gemüse mit Mais und Quinoa verrühren, mit der Sauce mischen und mit Salz und Pfeffer abschmecken. Nach Belieben Korianderblättchen darüberstreuen.

ABENDESSEN

Marinierter Lachs mit asiatischem Glasnudel-Gurkensalat

50 g Glasnudeln | 1 kleines Stück Ingwer (3 cm) | 4 TL Sojasauce (oder Tamari) | 1 handtellergroßes Lachsfilet (mit oder ohne Haut, ca. 120 g) | ½ Gurke | 1 kleines Stück rote Chilischote | frischer Saft von ½ Limette | 2 TL dunkles Sesamöl | Salz | 1 Handvoll Korianderblätter

1 Ofen auf 250° (Umluft 220°) vorheizen. Glasnudeln in einer Schüssel mit kochendem Wasser übergießen und ca. 10 Min. quellen lassen.

2 Ingwer schälen und fein reiben. Die Hälfte davon mit 2 TL Sojasauce oder Tamari vermengen. Lachs durch diese Marinade ziehen. Ein Blech mit Backpapier belegen und den Lachs mit der Hautseite nach unten daraufsetzen. Restliche Marinade darüberträufeln. Lachs ca. 12 Min. (Mitte) braten.

3 Gurke waschen, ungeschält längs vierteln und quer in dünne Scheiben schneiden. Chilischote halbieren, entkernen, waschen und sehr fein hacken. Für die Salatsauce den übrigen Ingwer, den Limettensaft, das Sesamöl und 2 TL Sojasuce oder Tamari miteinander verrühren. Glasnudeln abtropfen lassen und mit den Gurkenstücken unterheben. Mit Salz abschmecken. Salat mit Koriander bestreuen und mit dem Lachs servieren.

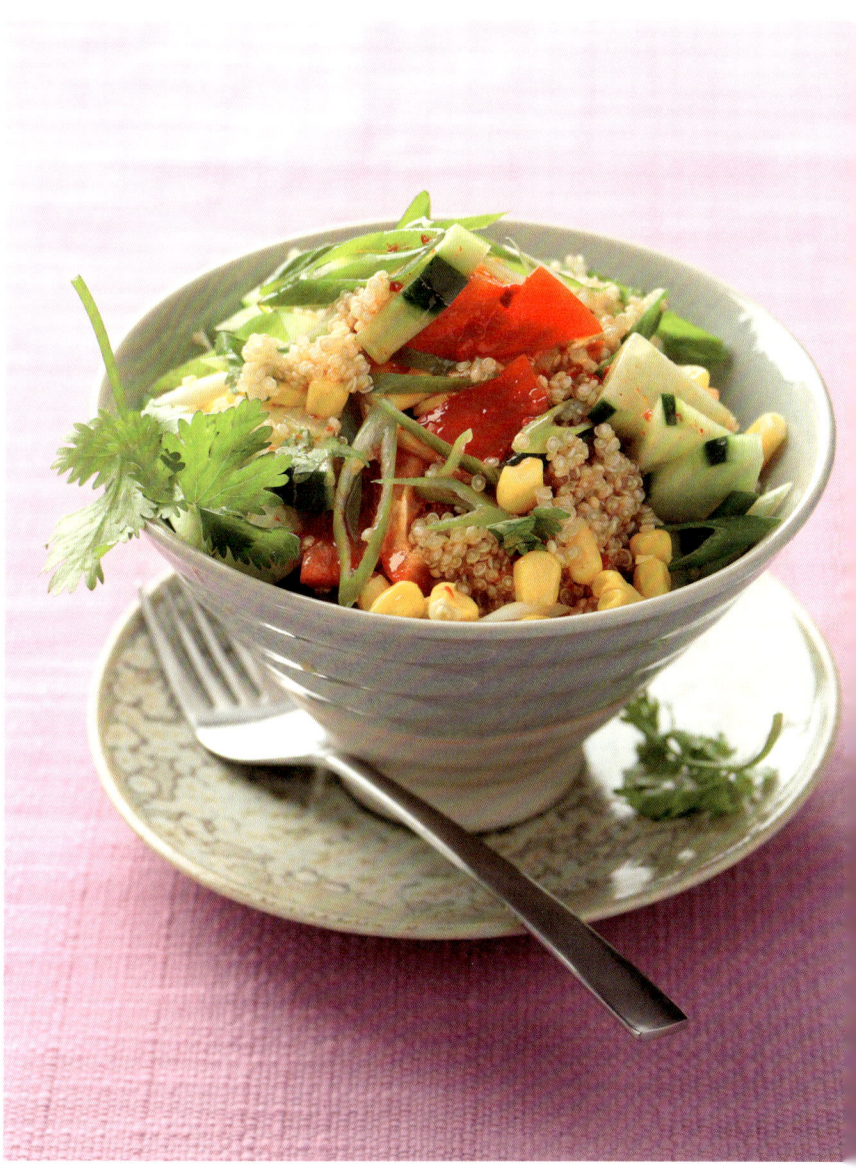

Quinoasalat mit Paprika, Mais und Korianderblättchen

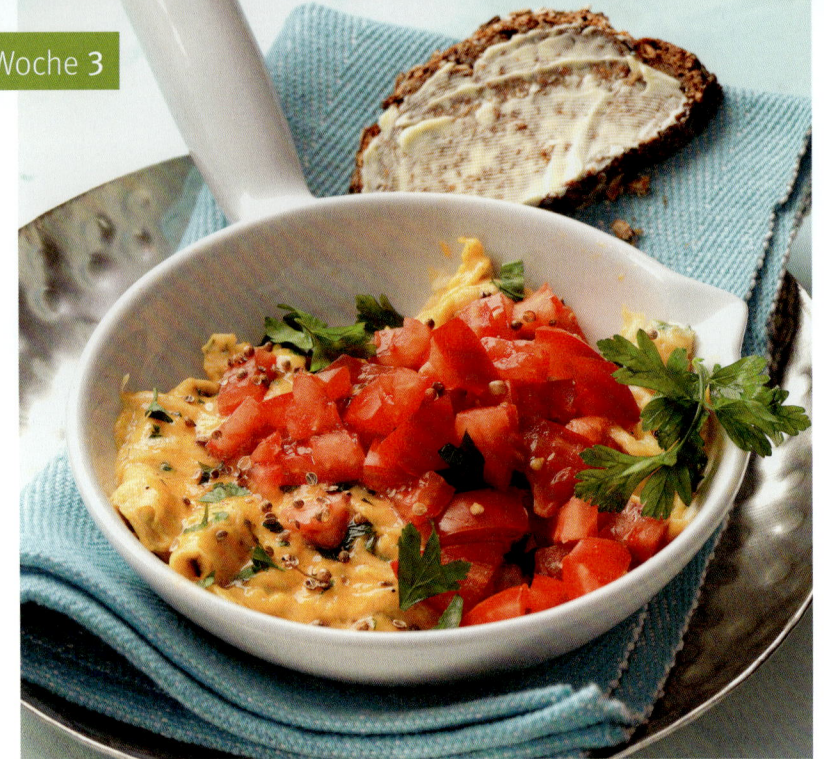

Petersilien-Omelettes mit Tomaten

FRÜHSTÜCK
Petersilien-Omelettes mit Tomaten

Wenn Sie Ihrem Frühstückomelette eine asiatische Note verleihen möchten, ersetzen Sie die Petersilie einfach durch frische Korianderblättchen.

Für 3 Stück: 1 Frühlingszwiebel | 2 EL glatte Petersilienblättchen | 1 Ei | ½ TL Kümmel | ½ TL Koriandersamen | 1 Msp. Paprikapulver | 1 TL Mehl | Salz, schwarzer Pfeffer aus der Mühle | Butter | 2–3 Tomaten | 1 Scheibe Vollkornbrot

1 Frühlingszwiebel waschen, putzen und grob schneiden. Petersilie waschen und abtupfen. Beides mit dem Ei, den Gewürzen und dem Mehl in ein hohes Gefäß geben. Mit dem Mixstab oder in der Küchenmaschine zerkleinern, bis die Petersilie ganz fein gehackt ist. Salzen und pfeffern.

2 In einer beschichteten Pfanne ein wenig Butter schmelzen und ⅓ der Eimasse hineingießen. Sobald das Omelette auf der Oberseite trocken ist, wenden und goldbraun braten. Herausnehmen und beiseite stellen. Mit den anderen Omelettes auf die gleiche Weise verfahren.

3 Tomaten waschen, Stielansätze entfernen und das Fruchtfleisch klein würfeln. Salzen und pfeffern. Kurz in der noch warmen Pfanne schwenken und zu den Omelettes servieren. Dazu schmeckt ein Vollkornbrot mit Butter.

MITTAGESSEN
Mozzarella-Pesto-Sandwiches mit Tomaten und Rucola

2 Scheiben Vollkorntoast | 3 mittelgroße Tomaten | 1 Kugel Mozzarella (light) | 2 TL grünes Pesto | 1 Handvoll Rucola

1 Brotscheiben toasten. 1 Tomate waschen, Stielansätze entfernen und in dünne Scheiben schneiden. Mozzarella ebenfalls dünn aufschneiden. Die Toasts auf einer Seite mit Pesto bestreichen und mit Tomaten- und Mozzarellascheiben belegen.

2 Rucola waschen, trocken schütteln, Stiele abknipsen und auf die Toasts geben. Zuklappen und diagonal in Dreiecke schneiden. Die übrigen Tomaten klein schneiden, salzen und dazu servieren.

ABENDESSEN

Gerstensuppe mit Champignons, Tofu und Möhren

2 gehäufte EL Gerstengraupen | 1 Zwiebel | 1 große Knoblauchzehe | 1 Handvoll braune Champignons | 50 g Tofu | Olivenöl | Salz, schwarzer Pfeffer aus der Mühle | ½ TL getrockneter Thymian | 1 Stange Staudensellerie | 1 Möhre | 2 TL frischer Zitronensaft

1 Zwiebel und Knoblauch schälen und fein hacken. Beiseite stellen und 5 Min. ziehen lassen. Pilze abreiben und klein würfeln.

2 Tofu in kleine Würfel schneiden. In einer Pfanne ein wenig Olivenöl erhitzen und Tofu darin knusprig anbraten. Zwiebel, Knoblauch und Pilze zufügen und bei mittlerer Hitze 3–4 Min. dünsten. Mit Salz, Pfeffer und Thymian würzen.

3 Staudensellerie waschen, längs vierteln und klein würfeln. Mit der eingeweichten Gerste in die Pfanne rühren und alles knapp mit Wasser bedecken. Gerste in ca. 20 Min. weich garen. Evtl. noch Wasser zugießen.

4 Möhre waschen, nach Belieben schälen und klein würfeln. Etwa 5 Min. vor Ende der Garzeit unterrühren und alles so lange köcheln lassen, bis die Möhrenwürfel weich, aber noch bissfest sind. Mit Salz und Pfeffer würzen. Anschließend mit dem Zitronensaft abschmecken.

WARENKUNDE
Gerste gehört zu den ältesten Kulturpflanzen der Menschheit. Die ovalen Körner sind meist milchig weiß, können aber auch schwarz oder violett sein. Der Nährstoffgehalt der Gerste hängt davon ab, wie die Körner weiterbehandelt werden. Die meisten Inhaltstoffe befinden sich in der Schale. Zur Herstellung der Graupen werden die Körner von den Spelzen befreit und poliert. Graupen schmecken feiner als die ganzen Körner.

Gerstensuppe mit Champignons, Tofu und Möhren

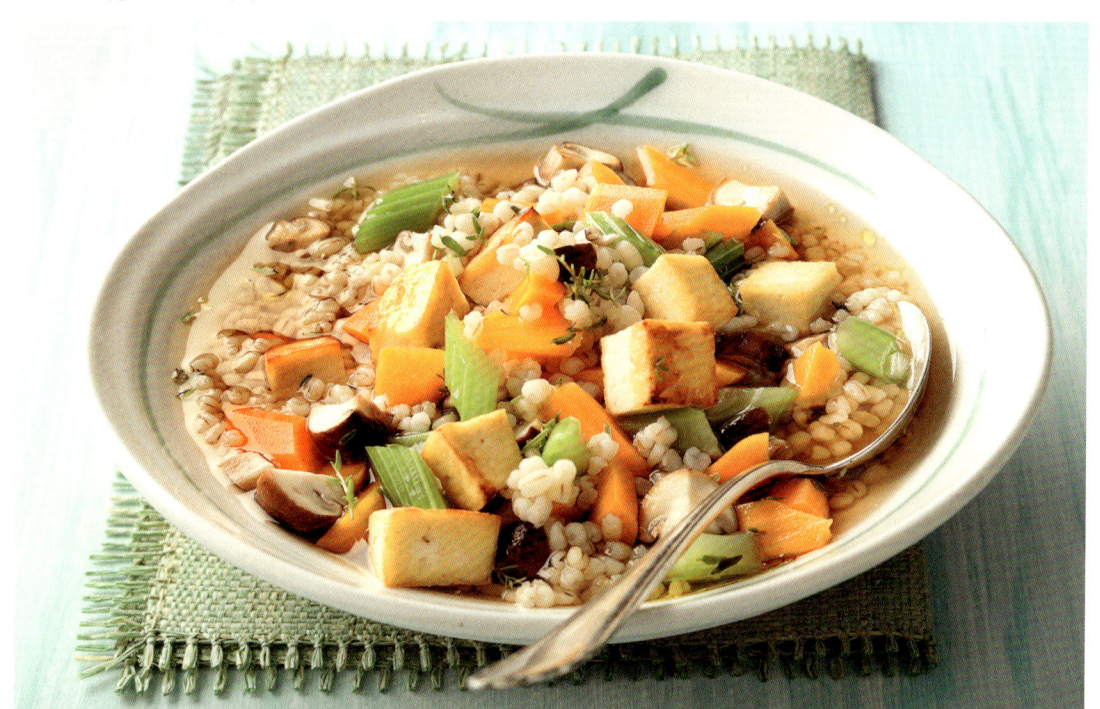

Alles im Griff?

Warum Ausnahmen so wichtig sind

Mittlerweile dürften Sie schon relativ sicher mit Ihrem neuen Ernährungsprogramm sein. Trotzdem gibt es immer wieder Situationen im Alltag, in denen Sie trotz guten Willens und obwohl Sie wissen, dass Sie zwischendurch essen dürfen, von Heißhungerattacken überfallen werden. Das kann auch nach der dritten Woche noch durchaus passieren. Dazu brauchen Sie nur etwas Stress im Alltag, Sie haben Ihre Wasserflasche vergessen oder hetzen von einem Termin zum anderen. Versuchen Sie noch einmal Rückschau zu halten und genau die Momente zu überprüfen, in denen Sie der Hunger zwischendurch überfiel und Sie aus lauter Not zu Sachen griffen, die eher zu den 80:20-Momenten gehören. Nur ist ja das Besondere an dieser Art von Auszeiten, dass Sie sie genießen sollen und sich nicht hektisch irgendetwas einverleiben. Doch nur Geduld!

Tricks gegen Rückfälle

Wenn Sie von einer Heißhungerattacke ereilt werden, dann ist es für dieses Mal schon zu spät. Denn seien wir mal ehrlich: Es ist ja nicht so, als hätten Sie nicht früher schon versucht, einen Joghurt oder einen Stück Obst gegen den Hunger zwischendurch zu essen. Nur wurde es dann statt des Joghurts dann eher eine Bratwurst, ein Hamburger oder eine Schokoriegel. Das ist ja eben das Dumme an einem Heißhungeranfall: Man isst unkontrolliert Dinge, und diese nicht selten in rauen Mengen, die man dann später bereut.

Sehen wir uns das Phänomen Heißhunger, einen Kontrollverlust par excellence, einmal genauer an: Zu diesem beißenden Hungergefühl kommt es vor allem dann, wenn davor der Blutzucker sehr schnell oder sehr hoch angestiegen ist und viel Insulin ausgeschüttet wurde. Im Anschluss daran sackt der Blutzuckerspiegel rasant ab, und der Hunger ist da.

Eiweiß macht satt

Sie müssen zu absolut jeder Mahlzeit ausreichend Eiweiß essen. Beginnen Sie jeden noch so kleinen Snack zwischendurch immer mit ein oder zwei Bissen Eiweiß. Wenn Sie also einen Apfel essen wollen, dann essen Sie zuerst ein paar von den Nüssen – also der Eiweißquelle, die es dazu gibt. Bei den Hauptmahlzeiten gilt: Vor den Gemüsebeilagen, den Kartoffeln und dem Salat essen Sie zuerst etwas Fleisch, bevor Sie sich wieder Ihrem Essen zuwenden. Ihr wichtigstes Anliegen bei jeder Mahlzeit in den nächsten Wochen ist: Zuerst gibt es das Eiweiß, denn das bremst den Blutzuckeranstieg und -abfall!

Lassen Sie keine Mahlzeit aus!

Sie dürfen keine Hauptmahlzeit, also kein Frühstück, kein Mittag- und kein Abendessen, auslassen. Achten Sie auch immer auf einen kleinen Vorrat an Zutaten für Zwischenmahlzeiten. Das heißt nicht, dass Sie den ganzen Tag vor sich hin knabbern sollten. Aber wenn Sie wissen, dass Sie meistens gegen 15 Uhr über jede herumliegende Kekspackung herfallen oder beim Stück Kuchen einfach nicht Nein sagen können, dann essen Sie etwa eine halbe Stunde vorher ein Stück Obst und ein paar Nüsse. Wenn Sie üblicherweise mit großem Hunger nach Hause kommen, dann ist die Gefahr groß, über den Kühlschrank herzufallen. Legen Sie deshalb, noch bevor Sie Ihr Büro verlassen, eine Zwischenmahlzeit ein, damit Sie sich daheim in Ruhe Ihr Abendessen zubereiten können. Sehen Sie zu, dass Sie zu Hause oder auch an Ihrem Arbeitsplatz immer einen kleinen, gut gefüllten Korb mit frischem Obst stehen haben. Am besten schälen Sie sich vormittags ein paar Früchte und schneiden sie klein. So greifen Sie öfter einmal zu den gesunden Snacks, als sich beispielsweise gleich einen ganzen Apfel einzuverleiben. Dazu legen Sie sich noch eine Tüte Nüsse in die Schreibtischschublade, und Sie sind perfekt gewappnet, wenn Sie der Heißhunger überfällt. Achten Sie auch immer darauf, genügend Wasser zu trinken.

Einen neuen Lebensstil genießen

Es ist nicht schlimm, wenn Sie zwischendurch einmal Ihren Gelüsten nachgeben, und es gefährdet Ihren Abnehmerfolg keineswegs. Eine Ernährungsumstellung ist etwas anderes als ein striktes Diätprogramm, bei dem Sie an jedem Tag nur eine abgezählte Anzahl an Kalorien zu sich nehmen dürfen. Die Ernährung nach der Walleczek-Methode bedeutet, einen neuen Lebensstil zu entwickeln und parallel dazu eine besseres Körpergefühl. Es kommt nicht darauf an, dass Sie jeden Tag ein paar Gramm leichter werden. Sie werden mit dieser Methode langfristig abnehmen und vor allem Ihr erreichtes Wunschgewicht dann auch halten. Vergessen Sie deshalb nicht: Hin und wieder darf man auch über die Stränge schlagen. Also verbuchen Sie auch Heißhunger-Entgleisungen einfach als 80:20-Moment und machen morgen Früh, wenn sich Ihr Blutzucker- und Insulinspiegel nach der Fastenphase in der Nacht wieder normalisiert haben, wieder ganz normal weiter. Ganz wichtig: Machen Sie sich keine Vorwürfe, sondern sagen Sie sich, dass das, was

Sie gegessen haben, völlig okay war. Und bestrafen Sie sich bloß nicht damit, indem Sie nach einer Heißhungerattacke etwa eine Hauptmahlzeit auslassen, auf eine wichtige Zwischenmahlzeit verzichten oder »bewusst weniger« essen. Damit lösen Sie nur den nächsten Heißhunger aus. Egal, was oder wie viel Sie gegessen haben: Machen Sie bei der nächsten Mahlzeit unbedingt ganz normal weiter, wie Sie es in den vergangenen drei Wochen im Rahmen des 4-Wochen-Power-Plans nach der Faustformel gelernt haben.

Programmieren Sie sich neu!

Wenn Sie an sich und Ihre Wunschfigur denken, verknüpfen Sie dabei immer innerlich positive Bilder. Lassen Sie keine Zweifel zu, nach dem Motto: »Ach, das klappt doch nicht. Das hat noch nie funktioniert.« Mit solchen Gedanken machen Sie unter Umständen einen Abnehmerfolg von zwei bis drei Wochen zunichte. Aus der Verhaltensforschung wissen wir, dass unsere Gedanken und unsere innere Einstellung ein wesentliches Wörtchen mitzureden haben – auch beim Abnehmen. Wichtig ist außerdem das Setzen realistischer Ziele. Es hat keinen Sinn, sich einen Traumkörper à la Barbie zu wünschen. Das überfordert nur und demotiviert. Stellen Sie sich deshalb schon morgens vor dem Spiegel beim Zähneputzen vor, wie gut es Ihnen gehen wird, wenn Sie zwei, vier oder sechs Kilogramm leichter sind. Setzen Sie sich dabei kleinere, gut erreichbare Etappenziele, die Sie nicht überfordern. Sie wissen, dass Sie das Potenzial in sich haben, so schlank zu werden, dass Sie sich in Ihrem Körper wohlfühlen. Und zur Belohnung für ein erreichtes Ziel gibt es vielleicht ein neues T-Shirt, einen Kinoabend mit der besten Freundin oder einfach ein schönes Glas Wein und ein paar Nüsse zum Knabbern.

Woche 4

Jetzt klappt's!

Fast geschafft! Die vierte Woche. Inzwischen sollten Sie sich schon daran gewöhnt haben, jede Mahlzeit nach der Faustformel zusammenzustellen. Ich habe Ihnen zwar Rezepte für jeden Tag zusammengestellt, aber probieren Sie doch diese Woche mal, sich eine Hauptmahlzeit pro Tag ganz alleine und ohne meine Hilfe nach der Faustformel zu kochen.

Natürlich hoffe ich, dass Ihnen zumindest die meisten meiner Rezepte bisher geschmeckt haben, aber Sie können ja in Zukunft nicht nur nach meinen Büchern kochen. Alle Rezeptsammlungen aus der mediterranen oder asiatischen Küche passen wunderbar zur Walleczek-Methode, wenn Sie auch auf die Faustformel setzen.

Suchen Sie sich also in der nächsten Woche für eine Mahlzeit Gemüse aus, das gerade Saison hat und frisch erhältlich ist. Dazu kombinieren Sie eine Eiweißquelle (z.B. Fleisch, Fisch oder Hülsenfrüchte). Vergessen Sie auch nicht die »Stärkefaust«. Sie werden sehen, mit ein wenig Übung – und die haben Sie ja jetzt! – geht das ganz einfach. So können Sie sich immer das zubereiten, worauf Sie gerade Lust haben.

Lassen Sie sich vom vielfältigen Gemüseangebot der Jahreszeiten inspirieren und kochen Sie so bunt wie nur möglich. So genießt das Auge immer mit!

»Machst du mit?«

Erzählen Sie Ihren Freundinnen, ihrer Nachbarin oder Kolleginnen von Ihrem Abnehmprojekt. Wahrscheinlich haben die Sie ohnedies schon angesprochen, da man mittlerweile den Gewichtsverlust gut sehen dürfte.

Je öfter Sie ins Gespräch kommen und je mehr Interessierte Sie dabei um sich sammeln, desto besser ist Ihr Schutz vor Rückfällen in alte Gewohnheiten. Außerdem gehen Sie so sicher, dass Sie von anderen nicht in Versuchung geführt werden. Gemeinsam können Sie Rezepte austauschen. Und vielleicht sind Sie ja jetzt auch besser motiviert, noch zusätzlich etwas für Ihre Figur zu tun. Dann ist es natürlich toll, wenn Sie abends zu zweit noch einen Spaziergang machen oder sich sportlicher bewegen, entweder beim Nordic Walking oder einem leichten Lauftraining.

Sport ist nicht nur ein großartiges Anti-Stress-Mittel, sondern darüber hinaus ein guter Abnehmhelfer. Regelmäßige körperliche Aktivität sorgt so für gute Laune, straffe Muskeln und eine attraktive Silhouette. Aber auch hier gilt – wie beim Essen und Trinken auch: Die Bewegung sollte Ihnen Spaß machen, dann werden Sie auch gerne aktiv sein.

Versuchen Sie doch einmal Ihr Lieblingsgericht nach der Faustformel abzuwandeln. Bei Fleisch- oder Fischgerichten geht das meist ganz einfach. Sie müssen einfach ein paar leckere Gemüsebeilagen dazu kombinieren. Anspruchsvoller ist die Aufgabe bei Nudelgerichten, die Sie mit einer Portion Salat oder Gemüsewürfeln in der Sauce »Faustformel-gerecht« aufpeppen können. Und wenn Ihnen dazu die Inspiration fehlt, gibt es ja noch immer die 80:20-Momente, in denen Sie Spaghetti Bolognese mit Gorgonzola und anderen Saucenvarianten genießen dürfen.

OBST

1 Birne, klein
1 Pfirsich
5 Zitronen (Bio)

SALATE & GEMÜSE

1 Handvoll Basilikumblätter
1 Handvoll Blattspinat (TK)
2 Handvoll Bohnen, grüne
2 Handvoll Champignons, braun
1 Chilischote, rot
½ Bund Frühlingszwiebeln
1 Gurke
3–4 cm Ingwer
4 Kartoffeln
1 Handvoll Kirschtomaten
6 Knoblauchzehen
5–6 Minzeblätter
11 Möhren
1 Paprika, gelb
2 Paprika, rot
1 Bund Petersilie, glatt
1 Rosmarinzweig
2 Bund Schnittlauch
½ Bund Spargel, grün
2 Stangen Staudensellerie
5 Tomaten
½ Weißkohl, klein
3 kleine Zucchini
2 Handvoll Zuckerschoten
5 Zwiebeln
2 kleine Zwiebeln, rot

HÜLSENFRÜCHTE & GETREIDE

3 EL Beluga-Linsen
8 EL Borlotti-Bohnen (Dose)
4 EL Bulgur, roh
3 EL Couscous
3 EL Haferflocken

7 EL Kichererbsen (Dose)
5 EL Langkornreis
1 TL Maisstärke
1–2 TL Mehl
50 g Nudeln (Farfalle)
1 Becher Sojajoghurt (250 g)
½ Tasse Sojawürfel
200 g Tofu
6 Scheiben Vollkornbrot
3 Scheiben Vollkorntoast

NÜSSE & SAMEN

2 EL Cashewnüsse
1 EL Haselnüsse

EIER & MILCHPRODUKTE

Butter
3 Eier (Bio)
½ Becher Hüttenkäse (100 g)
1 Becher Joghurt (250 g)
150 ml Milch
2–3 EL Quark
180 g Schafskäse (Feta)
100 g Schnittkäse (fettarm)

FLEISCH & FISCH

1 Hähnchenkeule
120 g Putenbrust
110 g Rinderhackfleisch
120 g Rotbarsch (TK)
120 g Schollenfilet

GEWÜRZE

Apfel- oder Birnenkraut
Balsamico-Essig
Chilipaste
Currypulver
Gemüsebrühe (Würfel)
Koriander, gemahlen
Kümmel, gemahlen
Kurkumapulver
Leinöl
Lorbeerblatt
Mayonnaise
Muskatnuss
Olivenöl
Salz
scharfer Senf
schwarzer Pfeffer
Sojasauce
Thymian, getrocknet
Tomatenmark
Vanillemark
Weißweinessig
Zimtpulver

SONSTIGES

75 ml Weißwein

Diese Zutatenliste finden Sie auch
unter www.gu.de/faustformel.

FRÜHSTÜCK
Spiegelei-Tomaten-Bruschetta

1 große Scheibe Vollkornbrot | 1 Knoblauchzehe | 1 große Tomate | Olivenöl | 1 Ei | Salz, schwarzer Pfeffer aus der Mühle

1 Vollkornbrot toasten. Knoblauchzehe schälen und darüberreiben oder -pressen. Tomate waschen, Stielansatz entfernen und das Fruchtfleisch in dicke Scheiben schneiden.

2 In einer Pfanne ein wenig Olivenöl erhitzen und die Tomatenscheiben von beiden Seiten anbraten. Herausnehmen, noch einmal ein wenig Olivenöl erhitzen und darin bei kleiner Hitze das Spiegelei braten. Mit Salz und Pfeffer würzen. Tomatenscheiben auf dem Brot verteilen und das warme Spiegelei darüberlegen.

MITTAGESSEN
Spargel-Linsen-Salat mit Curry

3 EL Beluga-Linsen | 1 Möhre | 1 Frühlingszwiebel | Salz, Pfeffer aus der Mühle | ½ Bund grüner Spargel | 1 EL Mayonnaise | ½ TL Currypulver | 2–3 TL frischer Zitronensaft | 1 Scheibe Vollkornbrot

1 Linsen waschen, in einem Topf mit reichlich Wasser zum Kochen bringen und in ca. 15 Min. bissfest garen. Möhre waschen, nach Belieben schälen und in mundgerechte Stücke schneiden. Frühlingszwiebel waschen, putzen und quer in feine Ringe schneiden.

2 In einem zweiten Topf Wasser mit einer Prise Salz zum Kochen bringen. Den Spargel waschen, die holzigen Enden abbrechen und die Stangen in ca. 3 cm lange Stücke schneiden. In 4–5 Min. bei mittlerer Hitze bissfest kochen.

3 Für die Salatsauce Mayonnaise mit Currypulver verrühren. Linsen und Spargel abgießen und unter die Currysauce heben. Möhren unterrühren und mit Zitronensaft, Salz und Pfeffer abschmecken. Zum Salat ein Stück Vollkornbrot servieren.

ABENDESSEN
Fleischpflanzerl mit Kartoffelpüree und Möhrensalat

1 faustgroße Portion Kartoffeln | Salz, schwarzer Pfeffer aus der Mühle | 1 handtellergroße Portion Rinderhackfleisch (ca. 110 g) | 1 TL scharfer Senf | 1 TL Tomatenmark | ½ kleiner Zucchino | 2 TL Mayonnaise | Olivenöl | 3 mittelgroße Möhren | 2 TL frischer Zitronensaft | 1 TL Butter | 1 Msp. frisch geriebene Muskatnuss

1 Kartoffeln waschen, schälen, in Stücke schneiden. In einem Topf mit einer Prise Salz zum Kochen bringen und in ca. 10–15 Min. garen.

2 Zucchino waschen und grob raspeln.

3 In einer Schüssel Hackfleisch mit Senf, Tomatenmark, Zucchiniraspeln und 1 TL Mayonnaise verrühren. Salzen und pfeffern. Mit angefeuchteten Händen Fleischpflanzerl formen. In einer Pfanne

VARIANTE
Wenn nicht gerade Spargel-Erntezeit ist, können Sie stattdessen einfach zwei rote Paprikaschoten im Ofen rösten, schälen und in Würfeln oder Streifen unter den Salat mischen. Zum Rösten siehe auch S. 98 (Nudelsalat mit Paprika, Schafskäse und Minze)

ein wenig Olivenöl erhitzen und die Pflanzerl darin rundum goldbraun braten.

4 Für den Salat Möhren waschen, grob raspeln und in einer Schüssel mit 1 TL Mayonnaise und 2 TL Zitronensaft verrühren. Mit Salz und Pfeffer würzig abschmecken.

5 Für das Püree die Kartoffeln abseihen und etwas Kochwasser aufheben. Mit dem Kartoffelstampfer zu einem lockeren Püree verarbeiten und 1 TL Butter unterrühren. Eventuell Kochwasser zugeben, damit das Püree noch etwas cremiger wird. Mit Salz und frisch geriebener Muskatnuss abschmecken.

TIPP

Dieses Rezept schmeckt Groß und Klein. Um Zeit zu sparen, können Sie auch die doppelte Menge Hackfleisch verarbeiten und die Hälfte der daraus geformten Fleischpflanzerl einfrieren. Außerdem schmecken die Pflanzerl auch kalt sehr gut, gewürzt mit etwas Tomatenmark.

Fleischpflanzerl mit Kartoffelpüree und Möhrensalat

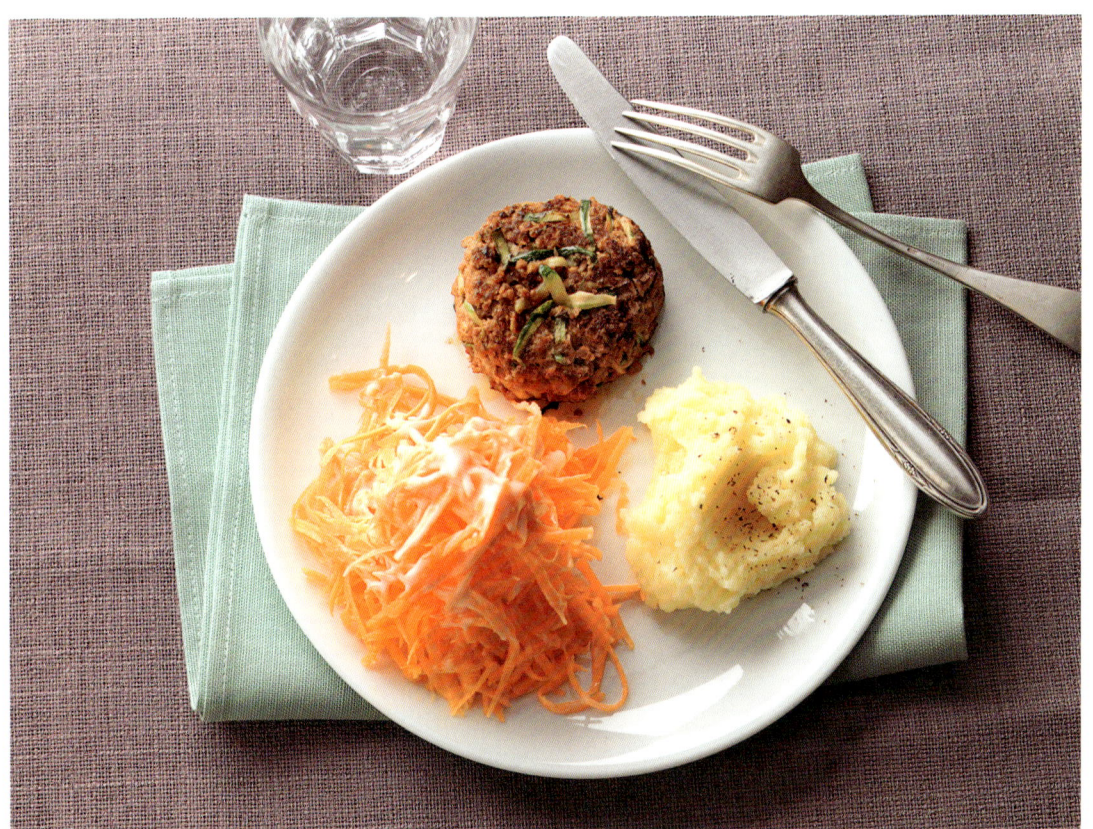

TIPP

Die Schale von Pfirsichen, Nektarinen & Co enthält wertvolle Ballaststoffe. Wenn Sie Ihr Obst ohne Haut jedoch lieber mögen, können Sie die Früchte heiß überbrühen und die Haut abziehen.

FRÜHSTÜCK
Pfirsich-Cashew-Shake

1 Becher Sojajoghurt (250 g) | 2 EL Cashewnüsse | 1 Pfirsich (oder 1 Nektarine) | 1 Msp. Vanillemark | nach Belieben 1 EL Leinöl

1 Die Cashewnüsse mit der Hälfte des Joghurts in der Küchenmaschine oder mit dem Mixstab zu einem cremigen Shake pürieren.

Pfirsich-Cashew-Shake

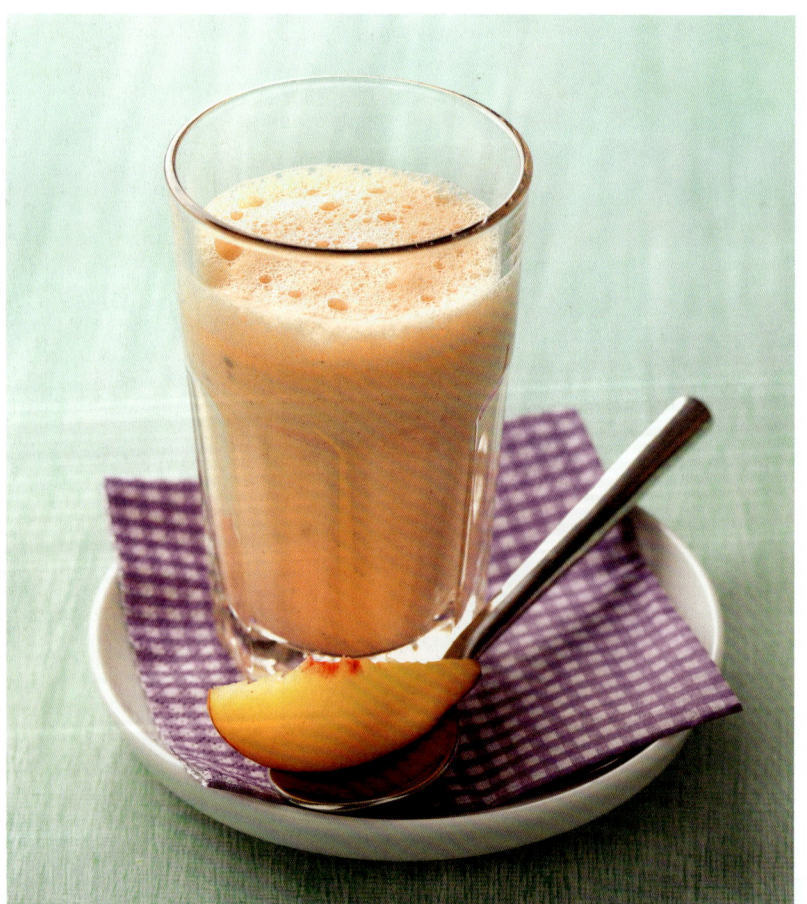

2 Die Frucht waschen, halbieren, entkernen und das Fruchtfleisch ungeschält würfeln. Fruchtwürfel und den restlichen Joghurt zugeben und noch einmal pürieren. Nach Belieben mit Vanillemark abschmecken und 1 EL Leinöl unterrühren.

MITTAGESSEN
Bulgur-Feta-Salat mit Kichererbsen und Minze

3 EL gekochte Kichererbsen (Dose) | 1 EL Bulgur | Salz, schwarzer Pfeffer aus der Mühle | 1 EL Olivenöl | 1 EL Zitronensaft | 2–3 Minzeblätter | 90 g Schafskäse (Feta) | 1 Möhre | ½ Gurke

1 Kichererbsen abtropfen lassen und gut waschen. In einem Topf Bulgur in 3 EL Wasser und mit 1 Prise Salz in 10 Min. bissfest kochen.

2 Für die Salatsauce 1 EL Olivenöl, Zitronensaft, Salz und Pfeffer verrühren. Minzeblätter waschen, trocken tupfen, fein hacken und unter den Bulgur mischen.

3 Schafskäse mit der Gabel zerdrücken. Möhre und Gurke waschen, nach Belieben schälen und würfeln. Kichererbsen, Schafskäse und Gemüsewürfel unter die Salatsauce rühren. Bulgur abtropfen lassen und unter die übrigen Zutaten mischen.

TIPP: Sie können den Bulgur für übermorgen gleich mitkochen und im Kühlschrank frisch halten. Kochen Sie also am besten gleich 4 EL Bulgur in ca. 10 EL Wasser. 1 EL roher Bulgur ergeben 2,5 gekochte EL.

ABENDESSEN

Schollenfilet mit Kruste, gegrillten Tomaten und Basilikumsauce

4 mittelgroße Tomaten | Salz, schwarzer Pfeffer aus der Mühle | 1 kleiner Zweig Rosmarin | 1 Scheibe Vollkorntoast | 1 EL Olivenöl | Abrieb von ½ Bio-Zitrone | 1 handtellergroßes Schollenfilet (ca. 120 g) | ½ Becher Joghurt (125 g) | 2 TL frischer Zitronensaft | 1 Handvoll Basilikumblätter

1 Ofen auf 220° vorheizen (Umluft 200°). Tomaten waschen, Stielansätze entfernen und quer halbieren. Ein Backblech mit Backpapier auslegen und die Tomaten mit den Schnittflächen nach oben daraufsetzen. Salzen und pfeffern und im Ofen (Mitte) ca. 15–20 Min. braten.

2 Rosmarinzweig waschen, trocken schütteln, die Nadeln abstreifen und fein hacken. Toastbrot würfeln und mit 1 EL Olivenöl, Rosmarin und Zitronenabrieb mit dem Mixstab oder in der Küchenmaschine zu einer krümeligen Masse verarbeiten.

3 Den Fisch auf das Blech neben die Tomaten legen, mit der Brotmasse bestreichen und diese festdrücken. Ca. 12–15 Min. backen, bis die Kruste an den Rändern braun wird.

4 Für die Basilikumsauce den Joghurt in einer kleinen Schüssel mit 2 TL Zitronensaft verrühren und mit Salz und Pfeffer würzen. Basilikum waschen, trocken tupfen, die Blätter abzupfen, fein hacken und nach Geschmack unterrühren. Die Sauce zum Fisch und den Tomaten servieren.

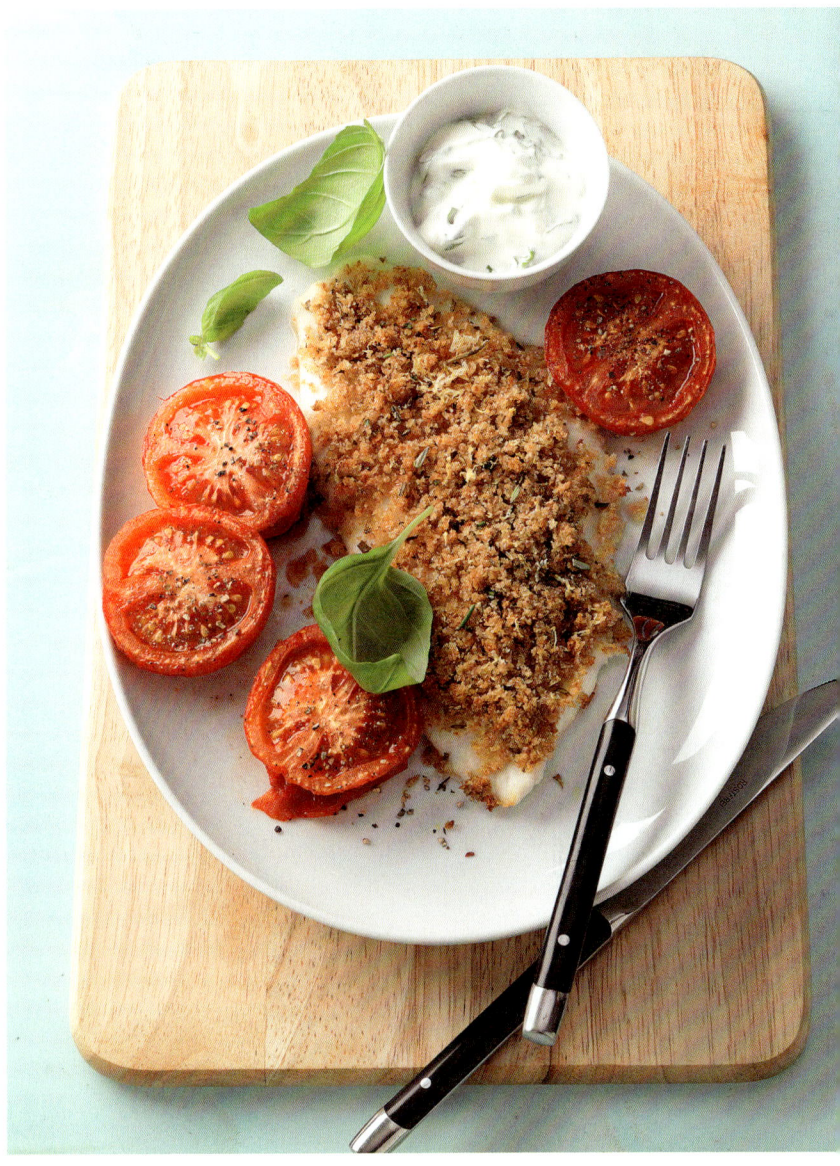

Schollenfilet mit Kruste, gegrillten Tomaten und Basilikumsauce

Käsebrot mit Paprikastreifen

1 große Scheibe Vollkornbrot (oder -brötchen) | Butter | 50 g magerer Schnitt- oder Hartkäse | ½ gelbe Paprikaschote

1 Brot nach Belieben toasten, dünn mit Butter bestreichen und mit dem Käse belegen.

2 Die Paprika waschen, putzen, entkernen, in Streifen schneiden und dazu servieren.

MITTAGESSEN
Kichererbsensuppe mit Zitrone

1 Zwiebel | 1 Knoblauchzehe | ½ mittelgroßer Zucchino | ½ Bund glatte Petersilie | Olivenöl | je ½ TL gemahlene Korianderkörner und Kreuzkümmel | 1 Lorbeerblatt | 4 EL gekochte Kichererbsen (Dose) | Salz, schwarzer Pfeffer aus der Mühle | frischer Saft von 1 Bio-Zitrone

1 Zwiebel und Knoblauch schälen, grob hacken und 5 Min. ziehen lassen. Zucchino waschen und grob schneiden. Petersilie waschen, trocken schütteln und fein hacken. In einer Pfanne ein wenig Olivenöl erhitzen und Koriander und Kreuzkümmel einrühren. Lorbeerblatt einlegen, 1 Min. weiterrühren. Kichererbsen und Zucchino hinzugeben und mit Wasser bedecken.

2 Gemüse in ca. 10 Min. weich garen. Mit dem Mixstab pürieren und evtl. etwas Wasser zugeben.

Mit Salz, Pfeffer und viel Zitronensaft abschmecken. Gehackte Petersilie unterrühren.

ABENDESSEN
Putengeschnetzeltes mit Zuckerschoten und Couscous

1 handtellergroßes Stück Putenbrust (ca. 120 g) | 1 rote Paprikaschote | Olivenöl (oder Kokosfett) | 2 Handvoll Zuckerschoten | 1 TL Maisstärke | Salz, schwarzer Pfeffer aus der Mühle | 3 EL Couscous | 1–2 EL Sojasauce | ½ Tasse Gemüsebrühe

1 Putenbrust in mundgerechte Stücke schneiden. Paprikaschote waschen und entkernen und in mundgerechte Quadrate schneiden. Zuckerschoten waschen, trocknen und die oberen Enden abscheiden. Maisstärke in ein wenig Wasser auflösen.

2 Knapp ½ Tasse Wasser mit 1 Prise Salz zum Kochen bringen. Couscous einrühren, noch einmal aufkochen und sofort zur Seite ziehen. Zugedeckt quellen lassen.

3 Pfanne erhitzen, ein wenig Olivenöl oder Kokosfett hineingeben und das Fleisch von beiden Seiten in 3–4 Min. scharf anbraten. Paprika zugeben, 2–3 Min. weiterrühren, dann Hitze reduzieren, Zuckerschoten dazugeben und 1–2 Min. weiterrühren.

4 Salzen, pfeffern und mit 1–2 EL Sojasauce würzen. Maisstärke und Brühe unterrühren und 1–2 Min. bei mittlerer Hitze kochen. Couscous mit der Gabel lockern und dazu servieren.

WARENKUNDE
Kichererbsen gehören wie Bohnen, Erbsen und Linsen zu den Hülsenfrüchten. Da sie vor allem im Mittelmeerraum und Asien beheimatet sind, finden sich in der arabischen, aber auch der italienischen, spanischen oder griechischen Küche viele Rezepte, in denen Kichererbsen verarbeitet werden.

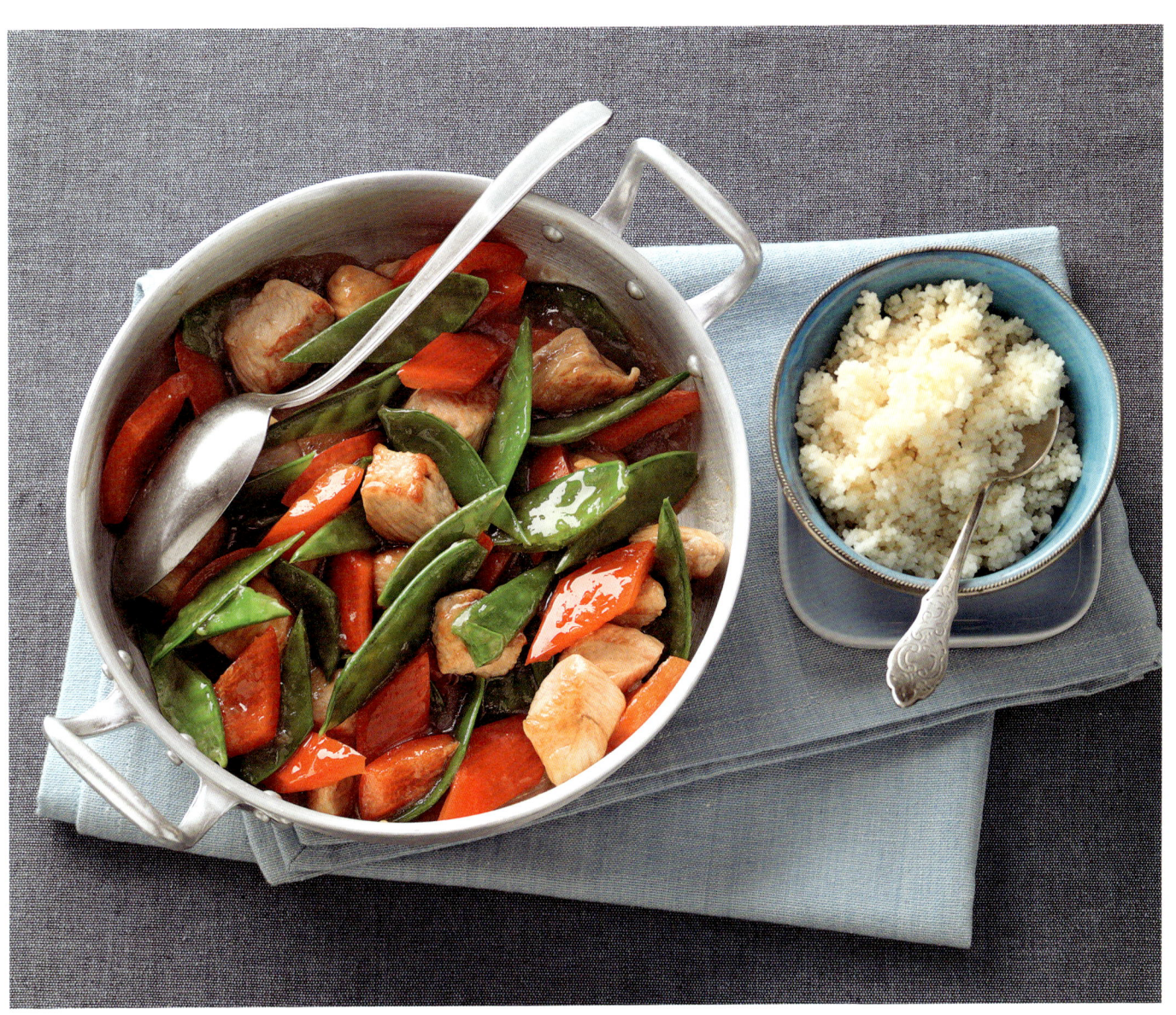

Putengeschnetzeltes mit Zuckerschoten und Couscous

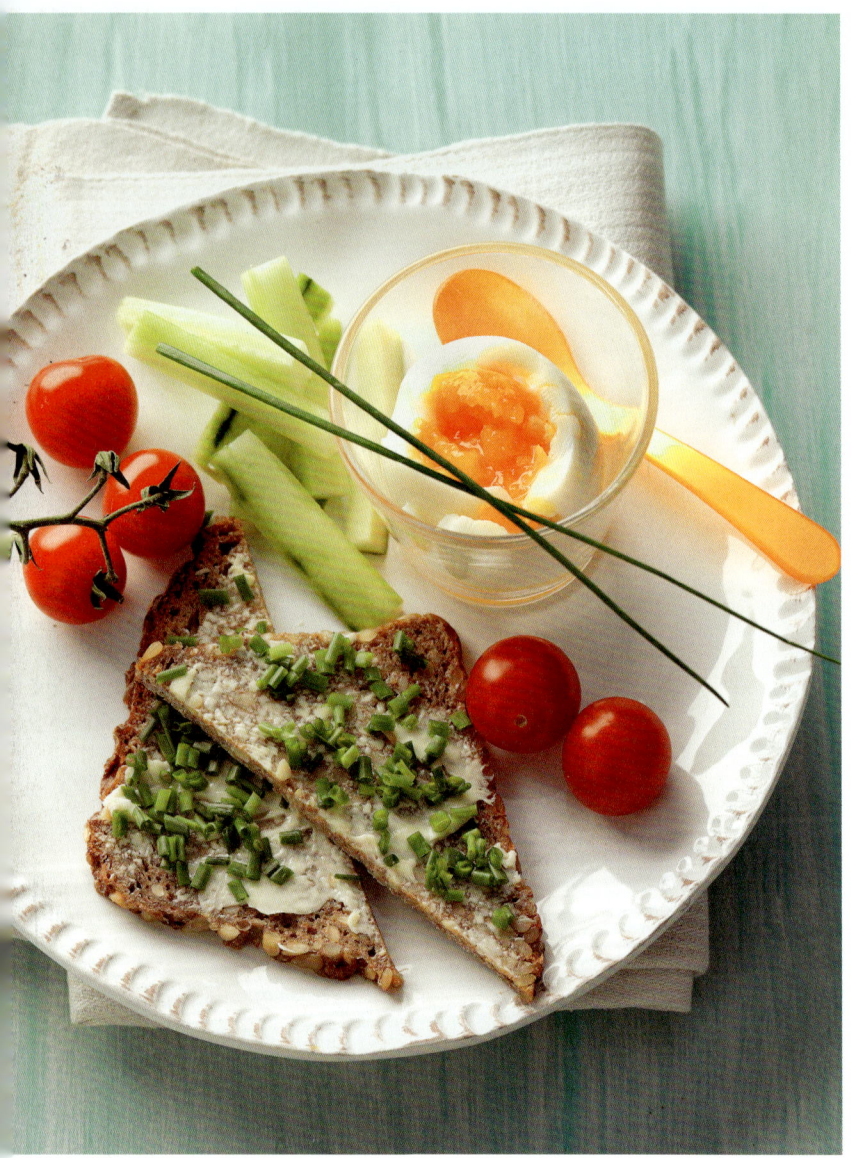

Ei im Glas mit Schnittlauchbrot

Ei im Glas mit Schnittlauchbrot

1 Ei | 1 kleiner Bund Schnittlauch | 1 Scheibe Voll-
kornbrot | Butter | 1 Handvoll Kirschtomaten (oder
1 Stück Gurke)

1 Ei in einen Topf mit kaltem Wasser geben und
zum Kochen bringen. Danach noch 3 Min. weiterkochen, bis es wachsweich ist. Das Ei abschrecken, schälen und in ein Glas geben.

2 Den Schnittlauch waschen, trocken schütteln
und fein hacken. Das Brot nach Belieben toasten
und dünn mit Butter bestreichen. Mit Schnittlauchröllchen bestreuen. Tomaten waschen, halbieren,
salzen und dazu servieren.

Möhren-Bulgur-Salat

3 EL Bulgur | 1 Bund Schnittlauch | 2 große Möh-
ren | ½ Becher Hüttenkäse (100 g) | frischer Saft
von 1 Zitrone | 3 EL Olivenöl | Salz, schwarzer Pfef-
fer aus der Mühle | Sojasauce | 1 TL Mayonnaise

1 Bulgur in einem Topf mit 7 EL Wasser in 10 Min.
weich kochen. Oder vorbereiteten Bulgur verwenden.

2 Schnittlauch waschen, trocken schütteln und fein
hacken. Möhren waschen, nach Belieben schälen
und auf der Vierkantreibe grob raspeln. Bulgur,
Schnittlauch, Möhren und Hüttenkäse verrühren.
Zitronensaft und Olivenöl untermischen und mit

Salz und Pfeffer würzen. Nach Belieben 1 Schuss Sojasauce oder 1 TL Mayonnaise dazugeben.

ABENDESSEN
Pilz-Tofu-Gemüse mit Chili

1 große Zwiebel | 1 Knoblauchzehe | 3–4 cm gro-
ßes Stück Ingwer | knapp ½ Bund Frühlingszwie-
beln (Rest von Tag 22) | 3 gehäufte EL Reis |
2 Handvoll Pilze (z. B. braune Champignons) |
Olivenöl (oder Kokosfett) | 100 g Tofu (fest) | ½ TL
Chilipaste (oder Harissa) | 2–3 TL Sojasauce |
Salz, Pfeffer aus der Mühle

1 Zwiebel schälen, halbieren und in Streifen
schneiden, Knoblauch schälen, fein hacken und
beides 5 Min. ziehen lassen. Ingwer schälen und
fein hacken. Frühlingszwiebeln waschen, putzen
und 3 cm lange Stücke schneiden.

2 In einem Topf mit kochendem Wasser Reis nach
Packungsanleitung weich garen und abseihen.

3 Pilze abreiben und vierteln. In einer Pfanne oder
einem Wok ein wenig Olivenöl oder Kokosfett erhitzen und die Pilze darin 1–2 Min. andünsten. Tofu
würfeln, dazugeben und 1–2 Min braten. Hitze reduzieren, Knoblauch, Zwiebeln, Ingwer und Frühlingszwiebeln hinzufügen und 5–6 Min. braten, bis
der Tofu braun ist. Chilipaste unterrühren. Mit Sojasauce, Salz und Pfeffer abschmecken.

VARIANTE: Anstatt der Pilze können Sie in der Saison
auch grünen Spargel verwenden.

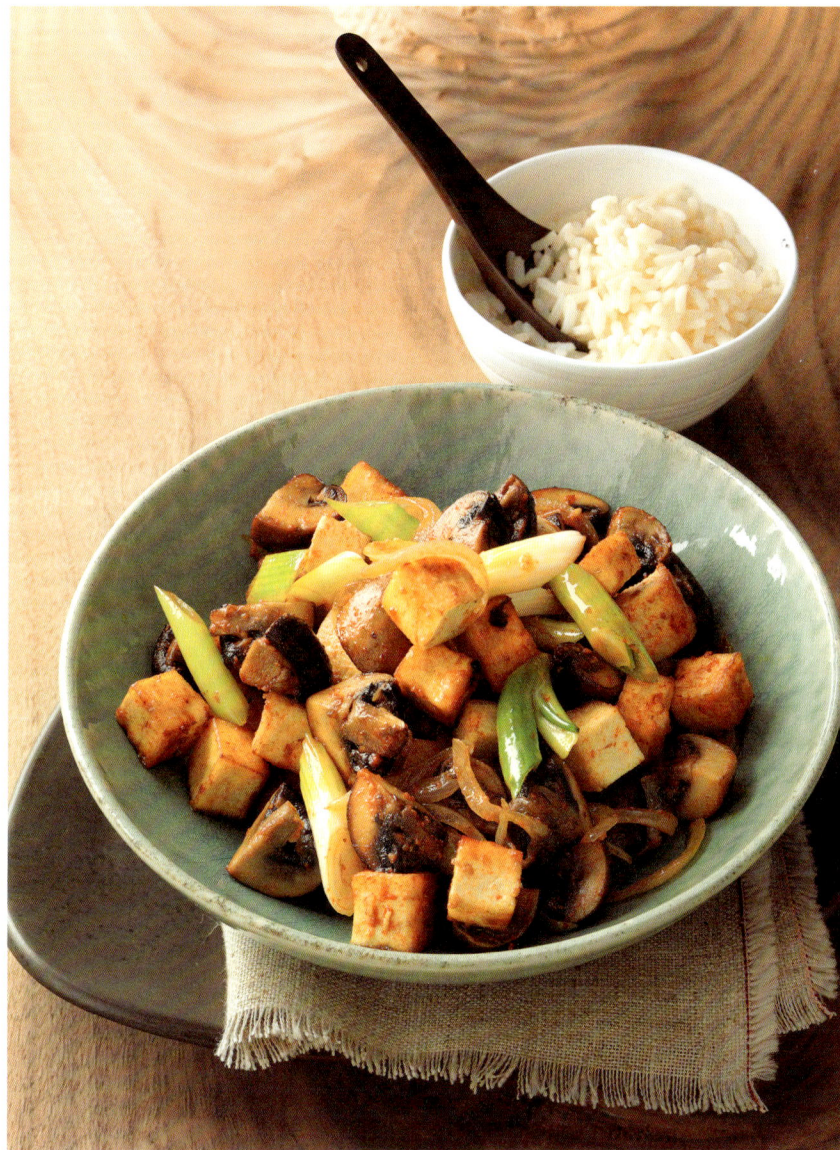

Pilz-Tofu-Gemüse mit Chili

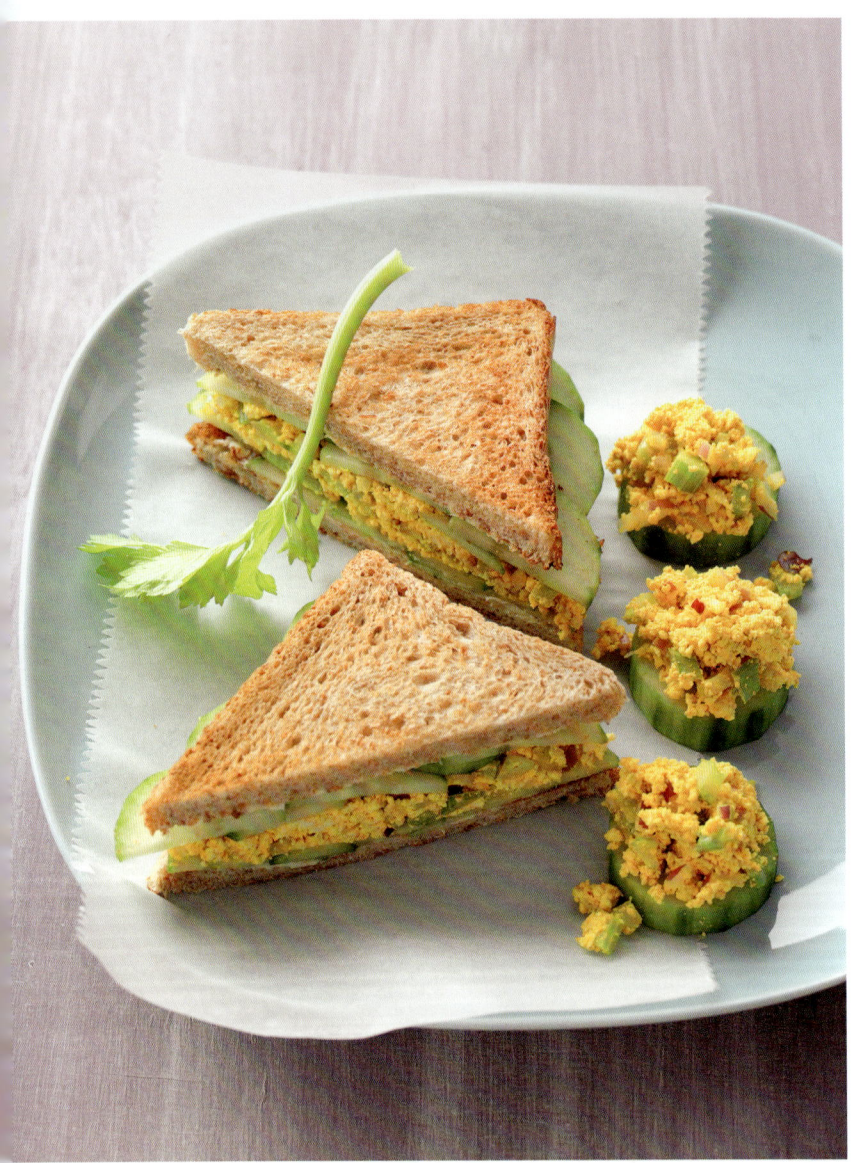

Sandwich mit Tofucreme, Staudensellerie und Gurken

FRÜHSTÜCK
Quarkbrot mit Birnenkraut

1 Scheibe Vollkornbrot (oder Pumpernickel) |
2–3 EL Quark | 1–2 EL Apfel- oder Birnenkraut

1 Das Brot dick mit Quark bestreichen und Apfel-
oder Birnenkraut darübergeben.

MITTAGESSEN
Sandwich mit Tofucreme, Staudensellerie und Gurken

100 g Tofu (fest) | 1 Stange Staudensellerie | ½ rote
Zwiebel | ½ Gurke | 1 TL Sojasauce | 1 TL Mayonnai-
se | ½ TL Kurkumapulver | Salz, schwarzer Pfeffer
aus der Mühle | 2 Scheiben Vollkorntoast | Butter

1 Tofu mit einer Gabel fein zerdrücken. Staudensellerie waschen, längs vierteln und quer fein würfeln. Zwiebel schälen und fein hacken. Gurke waschen, nach Belieben schälen und in feine und
dicke Scheiben schneiden.

2 Tofu, Sellerie, Zwiebel, Sojasauce, Mayonnaise
und Kurkuma gut vermischen. Mit Salz und Pfeffer
würzen. Brotscheiben toasten, dünn mit Butter bestreichen. Beide Scheiben mit Gurkenscheiben belegen und dick mit dem Aufstrich bestreichen. Auf
die dicken Gurkenscheiben je einen Klecks der Tofucreme setzen und zu den Toasts servieren.

TIPP: Zum Mitnehmen die Toasts zusammenklappen und
diagonal in Dreiecke schneiden.

ABENDESSEN

Pochierter Rotbarsch mit grünen Bohnen und Currysauce

½ Bio-Zitrone | Salz, schwarzer Pfeffer aus der Mühle | 1 handtellergroße Portion TK-Rotbarsch (ca. 120 g), aufgetaut | 2 Handvoll grüne Bohnen | 2 Möhren | ½ Becher Joghurt (125 g) | 1 TL Currypulver

1 In einen Topf 2 cm hoch Wasser einfüllen und zum Kochen bringen. Von der Zitrone 1 Scheibe abschneiden. Die übrige Frucht auspressen. 1 große Prise Salz, die Zitronenscheibe und -saft hinzufügen (2 TL Saft für die Sauce beiseite stellen). Vom Herd ziehen, Rotbarsch einlegen und zugedeckt ca. 15 Min. ziehen lassen.

2 Bohnen waschen und die Enden abschneiden, Möhren waschen, nach Belieben schälen und in mundgerechte Stücke schneiden. In einem Topf mit Wasser und Dämpfeinsatz die grünen Bohnen dämpfen oder in einem Topf knapp mit Salzwasser bedeckt in 6–8 Min. garen. Nach 10 Min. die Möhrenstücke dazugeben und in ca. 5 Min. garen.

3 Für die Sauce den Joghurt mit Currypulver verrühren und mit Salz, Pfeffer und dem übrigen Zitronensaft abschmecken. Die Sauce zu dem Fisch und dem Bohnengemüse servieren.

VARIANTE
Als Fischvarianten schmecken auch Lachs, Bachsaibling oder Kabeljau (MSC-zertifiziert).

NICHT VERGESSEN!
Tauen Sie heute Abend den Spinat für morgen Früh auf, sofern Sie keinen frischen Blattspinat verwenden möchten.

Pochierter Rotbarsch mit grünen Bohnen und Currysauce

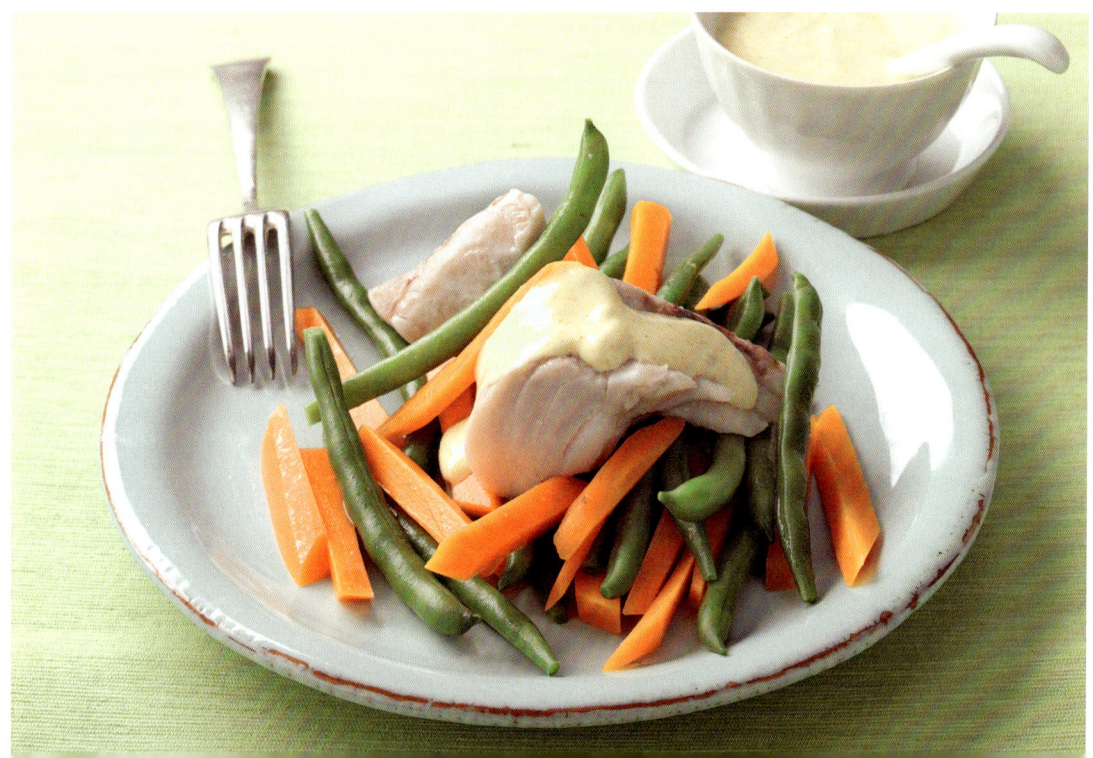

FRÜHSTÜCK
Spinatrührei mit Käse

1 Ei | Salz, schwarzer Pfeffer aus der Mühle | 1 Handvoll TK-Blattspinat, aufgetaut | 50 g magerer Schnittkäse (z. B. Gouda) | Butter | 1 Scheibe Vollkornbrot

1 In einer Schüssel Ei mit einer Gabel verquirlen, salzen und pfeffern. Den Blattspinat unterrühren. Schnittkäse klein würfeln.

2 Ein wenig Butter in der Pfanne schmelzen und Eimasse eingießen. Vorsichtig mit einem Schaber bewegen, bis die Masse stockt, und mit dem Käse bestreuen. Dazu das Vollkornbrot servieren.

TIPP
Wenn Sie den Käse lieber geschmolzen mögen, können Sie die Käsewürfel auch unter die rohe Eimasse heben.

MITTAGESSEN
Borlotti-Bohnensalat mit roten Zwiebeln und Petersilie

1 ½ rote Zwiebeln | Salz, schwarzer Pfeffer aus der Mühle | 2 EL Weißweinessig | ½ gelbe Paprikaschote | 1 Selleriestange | ½ Bund Petersilie | 8 EL gekochte Borlotti-Bohnen (Dose) | 3 EL Olivenöl

1 Zwiebel schälen und fein würfeln. In eine Schüssel geben, mit 2 EL Essig übergießen und salzen. Gemüse waschen, Paprikaschote entkernen und alles sehr fein würfeln. Petersilie waschen, trocken schütteln, abzupfen und grob hacken. Bohnen abbrausen und abseihen. Mit den Gemüse- und Zwiebelwürfeln mischen. 3 EL Olivenöl darunterrühren und mit Salz und Pfeffer würzen.

TIPP
Borlotti-Bohnen sind besonders cremig und köstlich, aber Sie können auch weiße oder Kidneybohnen für dieses Rezept verwenden.

ABENDESSEN
Hähnchenkeule in Chili-Knoblauch-Sauce mit Zucchini

2 EL Langkornreis | Salz, schwarzer Pfeffer aus der Mühle | 1 Zwiebel | 3 Knoblauchzehen | 1 kleine rote Chilischote | 1 kleiner Zucchino | 2 Möhren | 1 Hähnchenkeule | 1–2 TL Mehl | Olivenöl | 1 EL Balsamico-Essig | 2–3 EL Sojasauce

1 In einem Topf den Reis mit 4 EL Wasser und 1 Prise Salz zum Kochen bringen und bei kleiner Hitze bissfest garen.

2 Zwiebel schälen, halbieren und in Streifen schneiden. Knoblauch schälen, feinblättrig schneiden und 5 Min. ziehen lassen.

3 Chilischote halbieren, entkernen, waschen und fein hacken. Zucchino und Möhren waschen. Möhren nach Belieben schälen und beides in mundgerechte Stücke schneiden.

4 Hähnchenkeule am Gelenk teilen. Mit ein wenig Mehl bestäuben. In einer Pfanne ein wenig Olivenöl erhitzen, die Hähnchenteile darin von beiden Seiten scharf anbraten und herausnehmen.

5 Zwiebeln, Knoblauch und Chili in die Pfanne geben und 4–5 Min. rösten. Salzen und pfeffern. Zucchini und Möhren dazugeben und 2–3 Min. weiterrühren, salzen und pfeffern. Essig zugeben und verrühren. Mit Sojasauce würzen. Das Fleisch einlegen und 3–4 EL Wasser zugießen. Zugedeckt ca. 15 Min. bei kleiner Hitze garen.

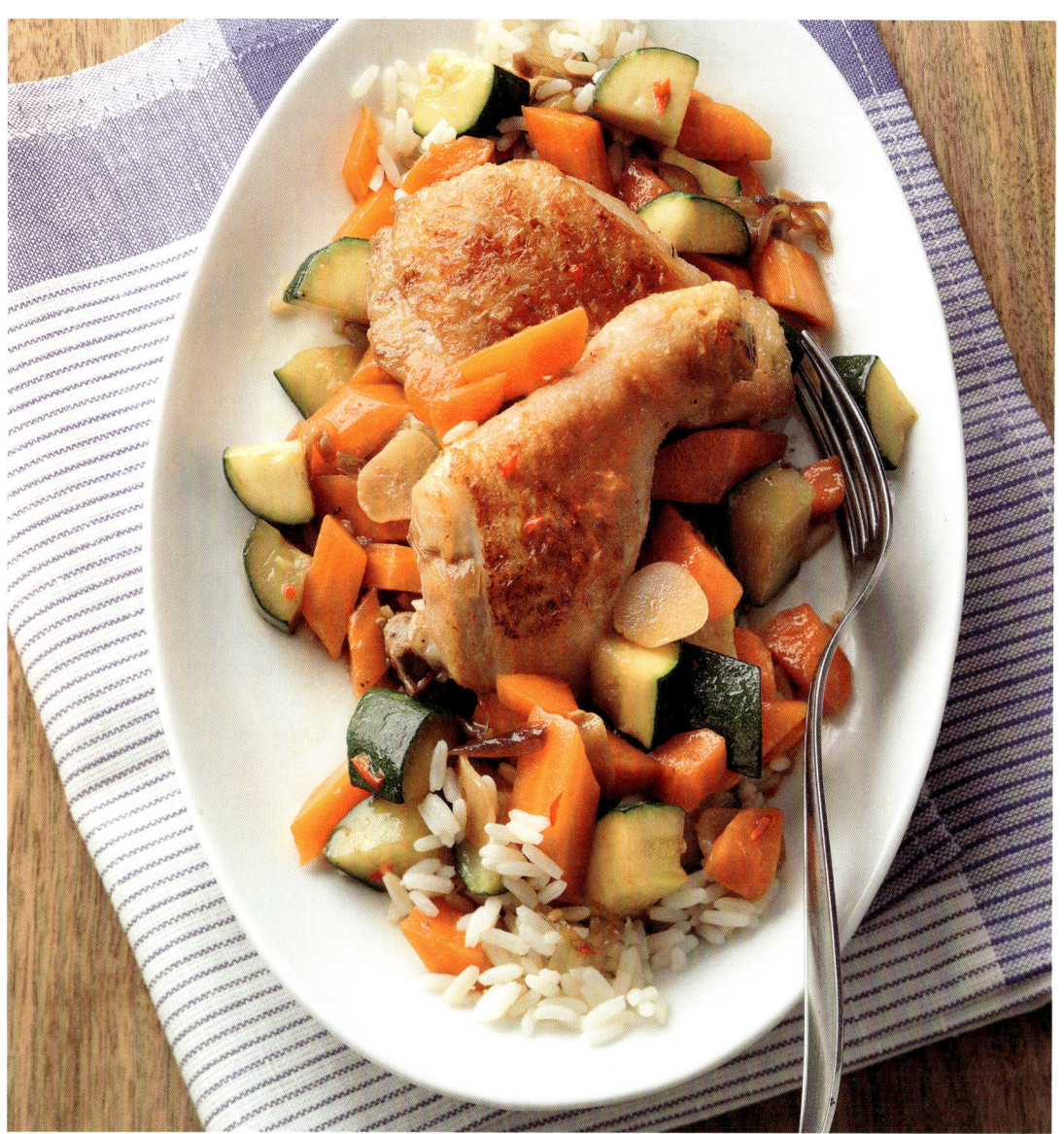

Hähnchenkeule in Chili-Knoblauch-Sauce mit Zucchini

FRÜHSTÜCK

Hafer-Haselnuss-Porridge mit Birnenwürfeln

1 EL Haselnüsse | 1 TL Butter | ½ TL Zimtpulver | 3 EL Haferflocken | 1 kleines Glas Milch (150 ml) | 1 kleine Birne | 1 TL frischer Zitronensaft

1 Nüsse knacken und grob hacken. In einem Topf die Butter schmelzen und Zimt unterrühren. Haferflocken darin anrösten. Nüsse dazugeben und so

lange weiterrühren, bis sie duften, aber keine Farbe annehmen. Die Milch aufgießen, umrühren und bei kleiner Hitze 5–6 Min. köcheln. Evtl. etwas Wasser hinzufügen.

2 Birne waschen, entkernen und das Fruchtfleisch ungeschält klein würfeln. Evtl. mit 1 Spritzer Zitronensaft beträufeln. Die Fruchtwürfel unter die weichen Flocken rühren.

MITTAGESSEN

Nudelsalat mit Paprika, Schafskäse und Minze

1 rote Paprika | 90 g Schafskäse (Feta) | 1 Handvoll Farfalle (oder andere Nudeln, 50 g) | 1 Zwiebel | 1 kleiner Zucchino | Olivenöl | frischer Saft von 1 Bio-Zitrone | Salz | 2–3 Blätter Minze (alternativ Rosmarin oder Petersilie)

1 Den Grill im Ofen vorheizen. Paprika waschen, halbieren und entkernen. Ein Blech mit Backpapier belegen und die Paprika mit der Hautseite nach oben daraufsetzen. 6–8 Min. grillen, bis die Haut dunkel wird und Blasen wirft. Sofort in eine kleine Plastiktüte geben und gut verschließen.

2 Schafskäse klein würfeln oder mit einer Gabel zerdrücken. In einem Topf mit kochendem Salzwasser Nudeln nach Packungsanleitung bissfest (al dente) garen und abseihen.

3 Zwiebel schälen, in Ringe schneiden und 5 Min. ziehen lassen. Zucchino waschen, quer dritteln

Nudelsalat mit Paprika, Schafskäse und Minze

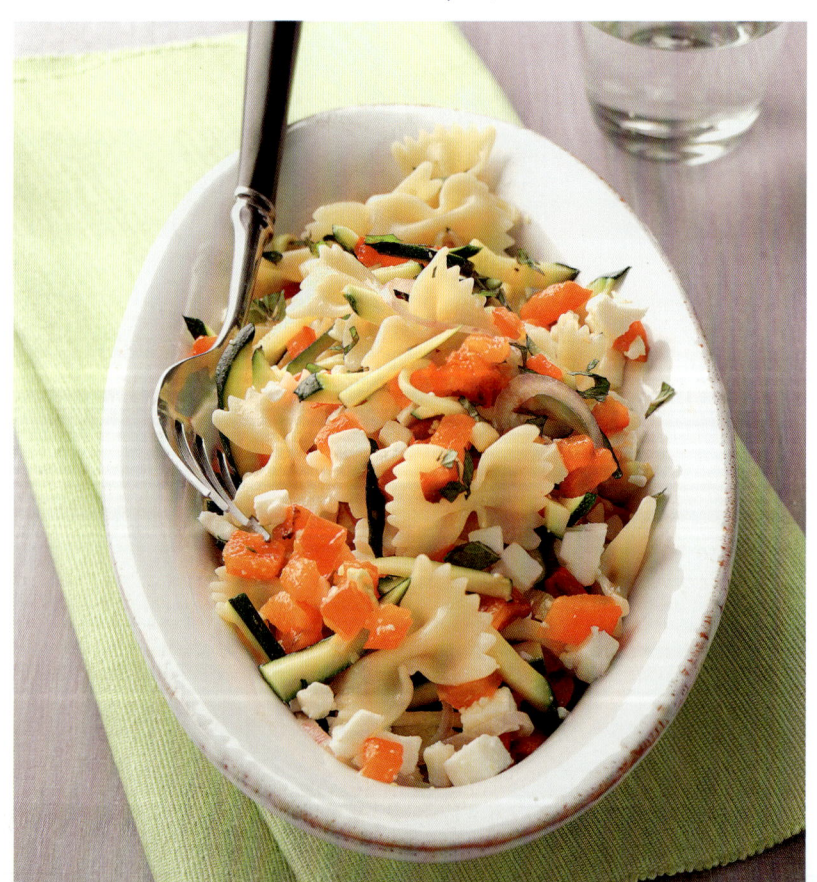

und in Stifte schneiden. In einer Pfanne ein wenig Olivenöl erhitzen und Zwiebeln und Zucchini darin bissfest dünsten. Sofort mit 2–3 TL Zitronensaft beträufeln. Restlichen Saft beiseite stellen.

4 Paprika aus der Tüte nehmen und die Schale mit den Fingern abziehen. Fruchtfleisch in Streifen oder Würfel schneiden. Zitronenschale abreiben und mit dem restlichen Zitronensaft und einer Prise Salz verrühren. Die Minzeblätter waschen, abtupfen, fein hacken und dazugeben. 1–2 TL Olivenöl unterrühren, Gemüse, Nudeln und Schafskäse unterheben und mit Salz und Pfeffer würzen.

TIPP: Der Salat schmeckt gut lauwarm oder auch kalt, nachdem er ein wenig durchziehen konnte.

ABENDESSEN

Kohlgemüse mit Sojawürfeln und Thymian in Weißwein

1 Zwiebel | ½ Tasse Sojawürfel | Olivenöl | Salz, schwarzer Pfeffer aus der Mühle | 1 EL Sojasauce | ½ Kopf Weißkohl | 1 Kartoffel | 1 TL getrockneter Thymian | ½ Glas Weißwein | 1 Prise frisch geriebener Muskat

1 Zwiebel schälen, grob schneiden und 5 Min. ziehen lassen. Sojawürfel in einem kleinen Topf nach Packungsanleitung mit kochendem Wasser übergießen und 10–15 Min. quellen lassen.

2 In einer Pfanne Olivenöl erhitzen und die Zwiebel in 3–4 Min. braten. Salzen und pfeffern.

3 1 EL Sojasauce zu den Sojawürfeln geben, aufkochen und abgießen.

4 Den Kohl waschen, vom Strunk befreien und in ca. 2 x 2 cm große Stücke schneiden. Kartoffel waschen, schälen und klein würfeln. Kohl mit den Sojawürfeln zu den Zwiebeln geben, umrühren, mit Thymian bestreuen, salzen und 4–5 Min. dünsten. Mit dem Weißwein ablöschen, Kartoffelwürfel unterrühren und zugedeckt in 10–15 Min. garen. Mit Salz, Pfeffer und Muskat abschmecken.

Kohlgemüse mit Sojawürfeln und Thymian in Weißwein

WARENKUNDE
Vegetarischer Fleischersatz wird auch manchmal Vleisch genannt – hier ist er aus Soja.

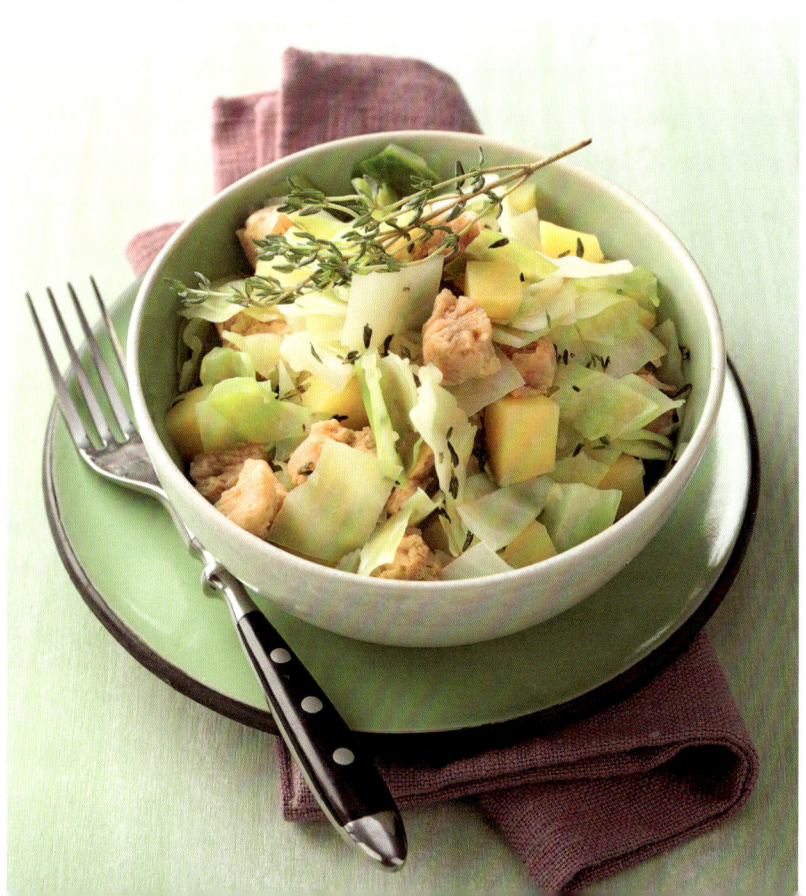

Geschafft!

Neue Gewohnheiten pflegen

Ja, es kann auch nach der vierten Woche passieren, dass Sie gelegentlich zurück in alte Gewohnheiten verfallen. Nur, was tun? Am besten, Sie machen einfach weiter wie vorher. Vergessen Sie nicht: Jeden Morgen nach dem Nachtschlaf befindet sich Ihr Blutzuckerspiegel wieder am Ausgangspunkt. Also, egal wie viele Fehltritte Sie sich gestern geleistet haben, heute beginnt ein neues Spiel. Und Sie können einfach so weitermachen wie vorher. Haben Sie auch bitte kein schlechtes Gewissen, sondern bleiben Sie positiv. Rückfälle und ein kurzfristiger Gewichtsanstieg gehören beim langfristigen Abnehmen einfach dazu. Sie sind nur allzu menschlich.

Nicht am Essen sparen

Verzagen Sie nicht, auch wenn sich nach ein paar Wochen gar nichts mehr auf der Waage tut, und verfallen Sie nur nicht in die Unsitte, am Essen zu sparen. Vielleicht kennen Sie ja den Spruch: »Ich habe heute Mittag so viel gegessen, ich glaube, ich sollte heute Abend nichts essen!« Gehören Sie auch zu denen, die sich bestrafen dafür, dass Sie etwas zu sich genommen haben? Haben Sie sich schon einmal überlegt, wie absurd das ist? Das ist so, als würden Sie sagen: »Ich glaube, ich habe heute Mittag zu viel geatmet, ich muss heute Abend mal für fünf Minuten die Luft anhalten!« Bedenken Sie bitte: Ihr Körper ist fähig, ganz ohne Ihre bewusste Kontrolle Ihre Verdauung zu steuern, Ihre Hormone im Gleichgewicht zu halten und genau so viel zu atmen, dass Sie ausreichend, aber nicht zu viel Sauerstoff bekommen. Aber wenn Ihr Körper Ihnen sagen will, was er braucht, dann trauen Sie ihm nicht. Denn Ihrem Hungergefühl dürfen Sie nicht vertrauen (– das bestraft Ihr Körper umgehend mit einer Gewichtszunahme, oder?)

Auf Körpersignale hören

Also: Wenn Sie zu Mittag viel zu viel gegessen haben und Sie haben am Abend keinen Hunger, dann essen Sie einfach nichts. In den ersten paar Wochen würde ich trotzdem empfehlen, dass Sie eine winzige Kleinigkeit, zum Beispiel ein Stück Apfel und ein oder zwei Nüsse essen, um Ihrem Körper ein Zeichen zu setzen – und um Ihrem Kopf eins auszuwischen, der sich insgeheim einredet, nichts zu essen wäre doch eigentlich viel besser. Wenn Sie zu Mittag tatsächlich zu viel gegessen haben, aber Sie haben am Abend trotzdem wieder Hunger – dann essen Sie auch! Hören Sie auf sich! Und machen Sie Ihre Entscheidung nicht davon abhängig, was Sie vor sechs oder acht Stunden gemacht haben oder morgen vorhaben. Essen und Atmen haben gewisse Ähnlichkeiten. Es handelt es sich bei beiden um Vitalbedürfnisse: Das heißt, man muss es dann tun, wenn es der Körper braucht. Heute viel Luft zu bekommen, aber morgen nur noch halb so viel, ist wenig erfolgversprechend …

Die besten Anti-Rückfall-Tipps

Ich denke, der wichtigste Tipp ist: Entspannen Sie sich. Sie sind nicht gescheitert, nur weil Sie nach einem harten Tag eine Packung Kekse aufgegessen haben oder vor der Tafel Schokolade nicht Halt machen konnten. Sie sind seit vier Wochen dabei, langsam ein neues Essgefühl zu entwickeln, und dabei geht es nicht darum, jeden Tag immer perfekt zu sein. Natürlich gibt es trotzdem ein paar Tricks, damit Sie weiter gut am Ball bleiben:

• Entrümpeln Sie Ihren Vorrats- und Kühlschrank und haben Sie die Dinge, denen Sie nicht widerstehen können, gar nicht erst griffbereit. Das gilt auch dann, wenn Sie Kinder oder einen Partner haben, die die eine oder andere Kleinigkeit »eben brauchen«. Wenn Sie die- oder derjenige sind, die die Einkäufe erledigen, dann vergessen Sie doch einfach mal, diese Dinge nachzukaufen.

• Suchen Sie sich auch für die nächste Zeit weiter Unterstützung. Egal, ob das eine gute Freundin, ein Kollege oder ein Internetforum mit Gleichgesinnten ist. Wenn man jemanden hat, der auch mitmacht, dann fällt es leichter.

• Vermeiden Sie negativen Gruppendruck und nur vermeintlich wohlwollende Freunde, die es gar nicht so gut mit Ihnen meinen. Es ist oft sehr schwierig, in der Kaffee- und Kuchenpause am Nachmittag standhaft zu bleiben, wenn die Kollegen meinen: »Sie können sich das doch leisten. Man müsste doch hin und wieder eine Ausnahme machen.« Und: »Sie sind doch jetzt schon vier Wochen so brav gewesen.« Auch Freunde sind oft nicht so unterstützend, wie man sich das wünschen würde, und machen oft richtiggehend Druck, damit man doch noch ein Gläschen trinkt oder etwas mitisst. Vielleicht liegt es daran, dass die Veränderungen an Ihnen Ihre Umgebung verunsichern und erst recht darauf aufmerksam machen, dass Ihre Freunde oder Bekannten eigentlich auch etwas für sich tun könnten. Auf jeden Fall scheint es leichter für Ihre Umge-

bung zu sein, Sie dazu zu bringen, Fehler zu machen, als selbst etwas zum Positiven zu verändern. Genießen Sie lieber Ihren bisherigen Erfolg und grenzen Sie sich freundlich aber bestimmt von allen unnötigen Verführungen ab.

• Seien Sie stolz auf das, was Sie geleistet haben. Erinnern Sie sich noch, wie es Ihnen vor 4 Wochen gegangen ist? Sehen Sie noch mal in Ihren Aufzeichnungen aus der ersten Woche nach. Wie war da Ihre Stimmung, Ihre Energie? Haben sich Ihr Hautbild oder das Aussehen Ihrer Haare verändert? Wie fühlen Sie sich jetzt in Ihrem Körper? Auch wenn vielen das Abnehmen das Wichtigste ist und Sie wahrscheinlich deshalb dieses Buch lesen – es gibt doch noch viele andere Dinge, die für ein gutes Körpergefühl wesentlich sind. Und auch wenn sich Ihr Gewicht vielleicht nur langsam in die richtige Richtung bewegt, dann denken Sie immer daran, was sich sonst noch alles – innen wie außen – zum Positiven verändert. Seien Sie stolz auf sich, dass Sie die richtige Route für sich eingeschlagen und es schon so weit geschafft haben. Genießen Sie den weiteren Weg!

• »Idealgewicht« ist ein sehr dehnbarer Begriff. Für eine Frau mit einer Körpergröße von 1,65 m liegt das gesunde Gewicht laut BMI (Body Mass Index) zwischen 53 kg und 68 kg – da liegen einige Kleidergrößen dazwischen! Und auch das ist nur eine Annäherung, denn der BMI ist auch nicht das Maß aller Dinge. Lassen Sie sich also nicht von den 15-jährigen Supermodels auf den Fotos der Illustrierten verrückt machen und finden Sie Ihr eigenes, gesundes Wohlfühlgewicht. Nur Sie können sagen, wo das für Sie liegt. Niemand anders.

Leckeres für zwischendurch

Warum Hungern dick macht

Magenknurren ist bei der Walleczek-Methode streng verboten, Sattessen und Genießen nicht nur erlaubt, sondern erwünscht! Hier finden Sie leckere Zwischenmahlzeiten für den Hunger zwischendurch.

Unser Stoffwechsel ist nicht auf ein starres Mahlzeitenkorsett eingestellt. Für manche Menschen sind drei Hauptmahlzeiten am Tag viel zu wenig, weil sie zwischendurch der Hunger plagt. Wie oft wir am Tag essen müssen, ist allerdings typbedingt. Es gibt Menschen, die kommen gut mit zwei bis drei Mahlzeiten am Tag aus. Andere brauchen fünfmal am Tag etwas. Das lässt sich nicht so ohne Weiteres über einen Kamm scheren. Wer öfter kleinere Mahlzeiten zu sich nimmt, bekommt auf jeden Fall gleichmäßig Energie für alle Tagesleistungen und schüttet zugleich weniger Stresshormone aus. Denn Hunger versetzt den Körper immer in Alarmbereitschaft – und das bedeutet nichts anderes als Stress.

Wenn Sie ein paar Pfunde zu viel haben und vor allem um den Bauch herum leicht zunehmen oder wenn Sie immer wieder tagsüber zu Energietiefs neigen, unter Schlafstörungen leiden oder nur schwer aus dem Bett kommen, ist es nicht gut für Sie, selten und mit großen Abständen zu essen. Sie brauchen im Gegenteil öfter kleinere Mahlzeiten. Gewöhnen Sie sich daran, das, was Sie brauchen, in kleinen Portionen über den Tag verteilt zu sich nehmen.

Sie sollten sich immer satt essen – und zwar mit großen und auch kleineren Mahlzeiten, die auch schmecken! Und keine Sorge, Sie werden damit sicher abnehmen.

Wichtig: regelmäßige Energieversorgung

Nun haben zwar alle Mahlzeiten, die nach der Faustformel berechnet sind, den unschlagbaren Vorzug,

Birne mit Roquefort

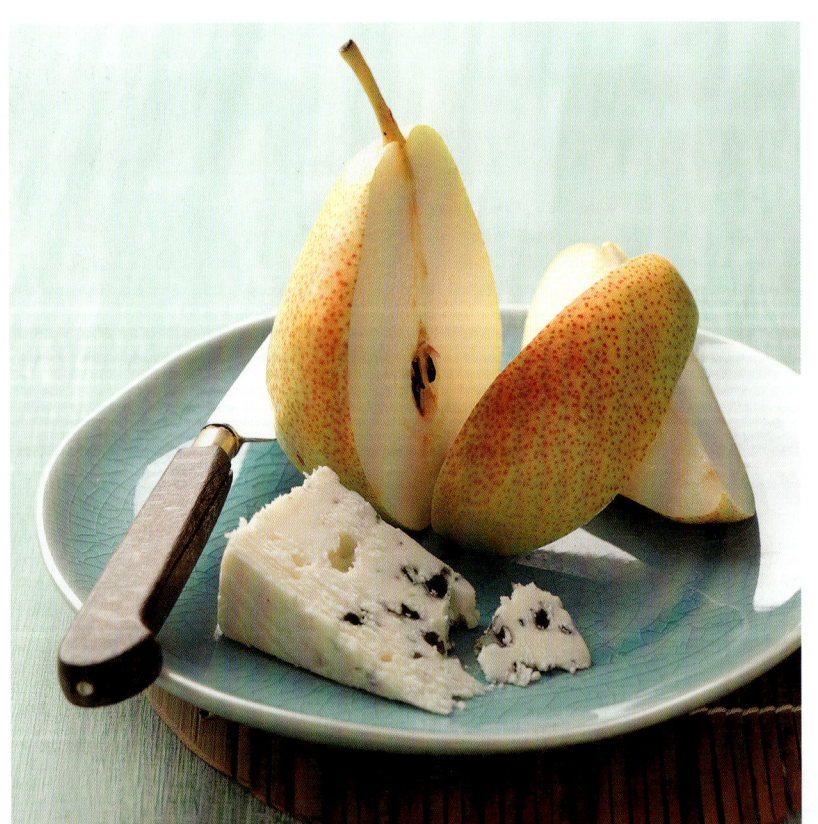

dass sie für einen geringen Blutzucker- und damit auch einen entsprechend schwachen Insulinanstieg sorgen. Das heißt, Sie sind weitgehend vor Heißhungerattacken geschützt. Trotzdem, um den Blutzucker wirklich den ganzen Tag stabil zu halten, braucht der Körper einfach mehr.

Wesentlich für den Erfolg der Faustformel sind keine zu großen Pausen zwischen Frühstück, Mittagessen und Abendessen. Wenn Sie z. B. um 7.30 Uhr frühstücken, sollten Sie unbedingt am späten Vormittag eine Kleinigkeit essen, weil sonst der zeitliche Abstand zum Mittagessen um ca. 12.30 Uhr zu lang wird. Am Nachmittag gleitet die Kurve unseres Biorhythmus nach unten. Das heißt, Sie erleben ein ausgewachsenes »Nachmittagstief«, oft gegen 15.00 Uhr. Dann fühlen Sie sich müde und schlapp. Sollten Sie zu einem nachmittäglichen Leistungsabfall neigen, sorgen Sie dafür, dass Sie nach Ihrem Mittagessen mit der Faustformel eine Zwischenmahlzeit zu sich nehmen. Wenn Ihr Abendessen nach 19.30 Uhr geplant ist, dann ist eine Pause von über vier Stunden viel zu lange. Planen Sie daher noch eine Kleinigkeit gegen 17.00 oder 17.30 Uhr ein.

Die ideale Zwischenmahlzeit

Sie sollten jeden Tag ca. zwei Stück Obst essen, am besten frische Früchte der Saison. Sie schmecken besonders gut und sind reich an gesunden Vitalstoffen. Einige der Mahlzeiten im 4-Wochen-Programm (z. B. die Shakes, Müslis und der eine oder andere Salat) enthalten bereits eine Portion Obst. Die zweite Portion sollten Sie dann tagsüber zu einem Zeitpunkt Ihres Beliebens zu sich nehmen. Gerade wenn Sie zum Frühstück nur wenig Rohkost verzehren und dabei kaum eine ganze Faustgröße essen, ist es wichtig, zu

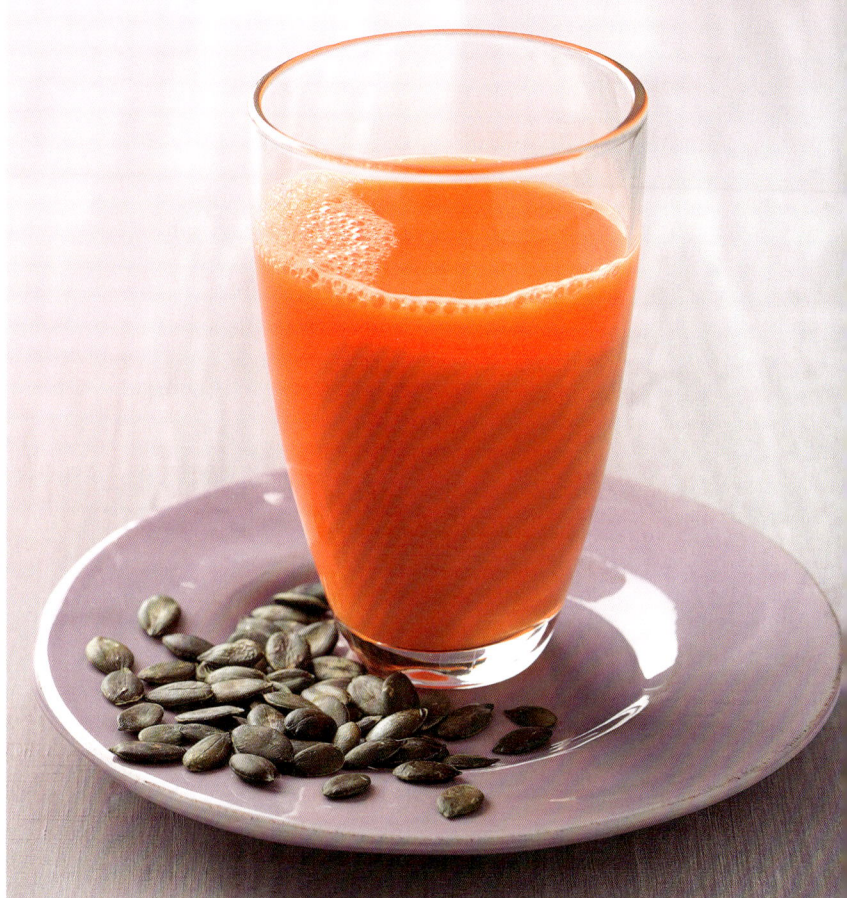

Möhrensaft mit Kürbiskernen

den Zwischenmahlzeiten noch etwas Obst oder Gemüse zu genießen.

Auf der nächsten Seite finden Sie ein paar Ideen, die besonders gut schmecken. Aber lassen Sie Ihrer Fantasie ruhig freien Lauf. Und wenn Sie bei Obst zu bestimmten geschmacklichen Vorlieben neigen und jeden Tag zwei Äpfel mit einer Handvoll Haselnüsse essen wollen – bitte sehr! Da spricht nichts dagegen.

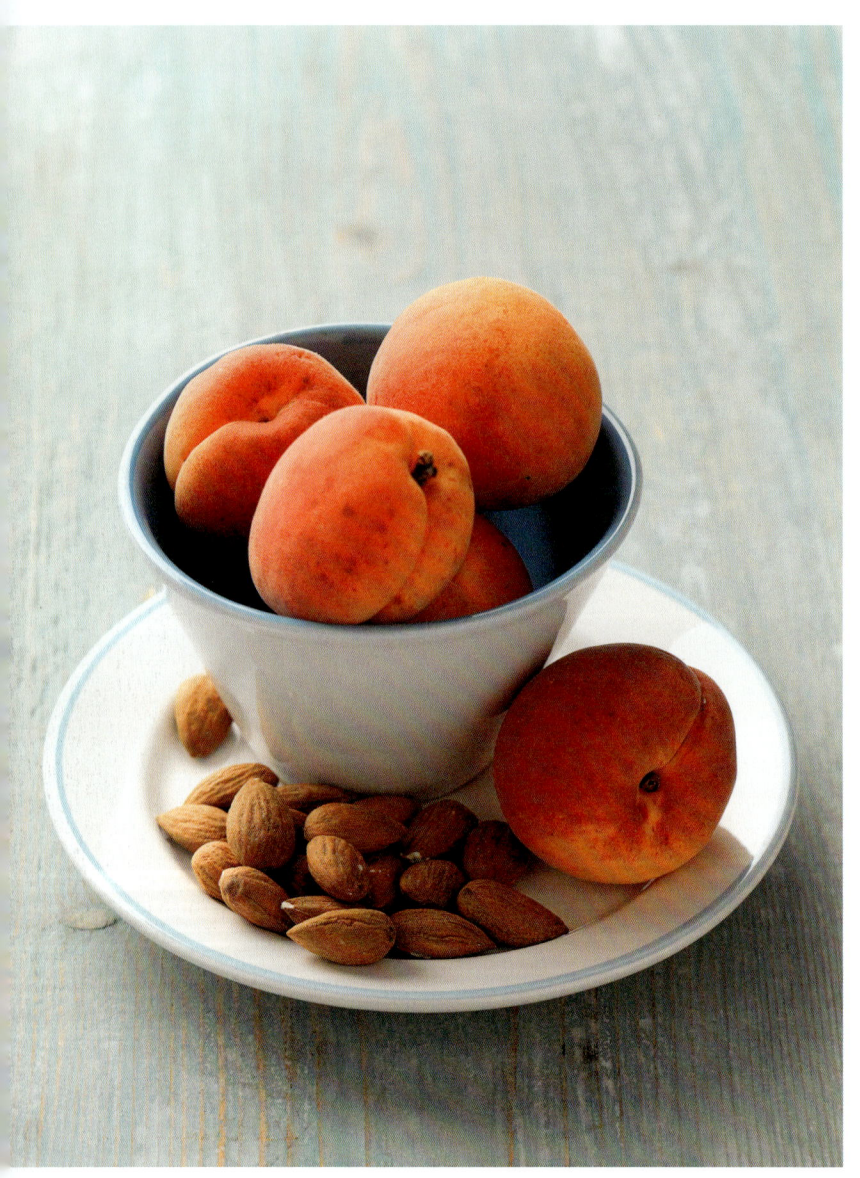

Aprikosen mit Mandeln

Wie viel darf ich zwischendurch essen?

So viel, bis Sie satt, aber eben nicht »voll« sind. Diese Regel gilt immer. Vergessen Sie nicht, in ca. zwei bis drei Stunden gibt es wieder etwas zu essen. Ein guter Richtwert ist deshalb ein Stück Obst oder eine Portion Obst, die Sie gut in einer Hand halten können, also ca. vier bis fünf Aprikosen, eine Handvoll Kirschen oder Erdbeeren oder ein mittelgroßer Apfel. Bei Bananen müssen Sie ein bisschen vorsichtig sein, da diese recht viel Zucker enthalten. Für eine Zwischenmahlzeit ist daher eine halbe Banane ausreichend. Für Trockenfrüchte gilt: Essen Sie die gleiche Anzahl an Früchten, die Sie vom frischen Obst gegessen hätten. Wenn also eine Handvoll Aprikosen vier oder fünf Stück sind, dann können Sie stattdessen auch vier bis fünf getrocknete Aprikosen essen.

Wichtig: Eiweiß zuerst

Zu jeder Zwischenmahlzeit gehört ein bisschen Eiweiß. Das ist wichtig, um den Blutzuckeranstieg zu verlangsamen und so Heißhungerattacken vorzubeugen. Nüsse und Kerne sind eine gute Eiweißquelle und enthalten außerdem noch einiges an essenziellen Fettsäuren. Keine Angst vor dem Fett oder den »vielen Kalorien«. Studien haben gezeigt, dass Nüsse beim Abnehmen helfen können.

Essen Sie also zu Ihrem Obst eine kleine Handvoll Nüsse (das sind, je nach Nusssorte, ca. 25 bis 30 Gramm), ein Stück Käse, einen kleinen Becher Naturjoghurt oder ein anderes eiweißhaltiges Lebensmittel, das Ihnen schmeckt. Vergessen Sie aber dabei nicht, insgesamt den tierischen Anteil Ihrer Nahrung zu reduzieren. Deshalb fallen auch Joghurt und Käse in diese Kategorie. Besser sind also Nüsse oder Samen zum Obst, nicht zuletzt wegen der nützlichen Fette.

Feine Kleinigkeiten

- Klein geschnittene Erdbeeren mit Naturjoghurt oder Natursojajoghurt
- Heidelbeeren mit Cashewnüssen
- ½ Banane mit ½ Becher Quark
- ½ Banane mit Pekanüssen
- 1 Birne mit einem Stück Roquefort
- 1 Knäckebrot mit ½ Becher Hüttenkäse und Schnittlauch
- 1 Becher Hüttenkäse mit Möhrenstiften und Selleriestangen zum Dippen
- 1 Fruchtsmoothie (Fertigprodukt), verrührt mit kleinen Becher Naturjoghurt
- Möhrensaft mit einer Handvoll Kürbiskerne
- 1 Handvoll Trauben mit 1 Handvoll Walnüsse
- 1 Apfel mit 1 kleinen Handvoll Haselnüsse
- 1 Handvoll Papayastücke mit 1 Stück frischer Kokosnuss
- 4–5 Aprikosen (frisch oder getrocknet) mit 1 kleinen Handvoll Mandeln
- 1 Knäckebrot oder 1 kleine Scheibe Vollkornbrot mit 1 Scheibe Räucherlachs und nach Geschmack ein paar Gurkenstücken
- 1 kleinen Becher Hummus mit Gemüsesticks (z. B. Paprika, Gurke oder Möhre)
- Tofuaufstrich auf Knäckebrot oder mit Möhren- oder Selleriesticks
- 1 Klecks Cashewnussmus oder Erdnussbutter auf Knäckebrot
- 1 Klecks Cashewnussmus oder Erdnussbutter auf Selleriestangen
- 1 kleiner Becher Gemüsebrühe mit 1 Handvoll Tofuwürfeln darin
- 4–5 Pflaumen (frisch oder getrocknet) mit 1 Handvoll Haselnüsse

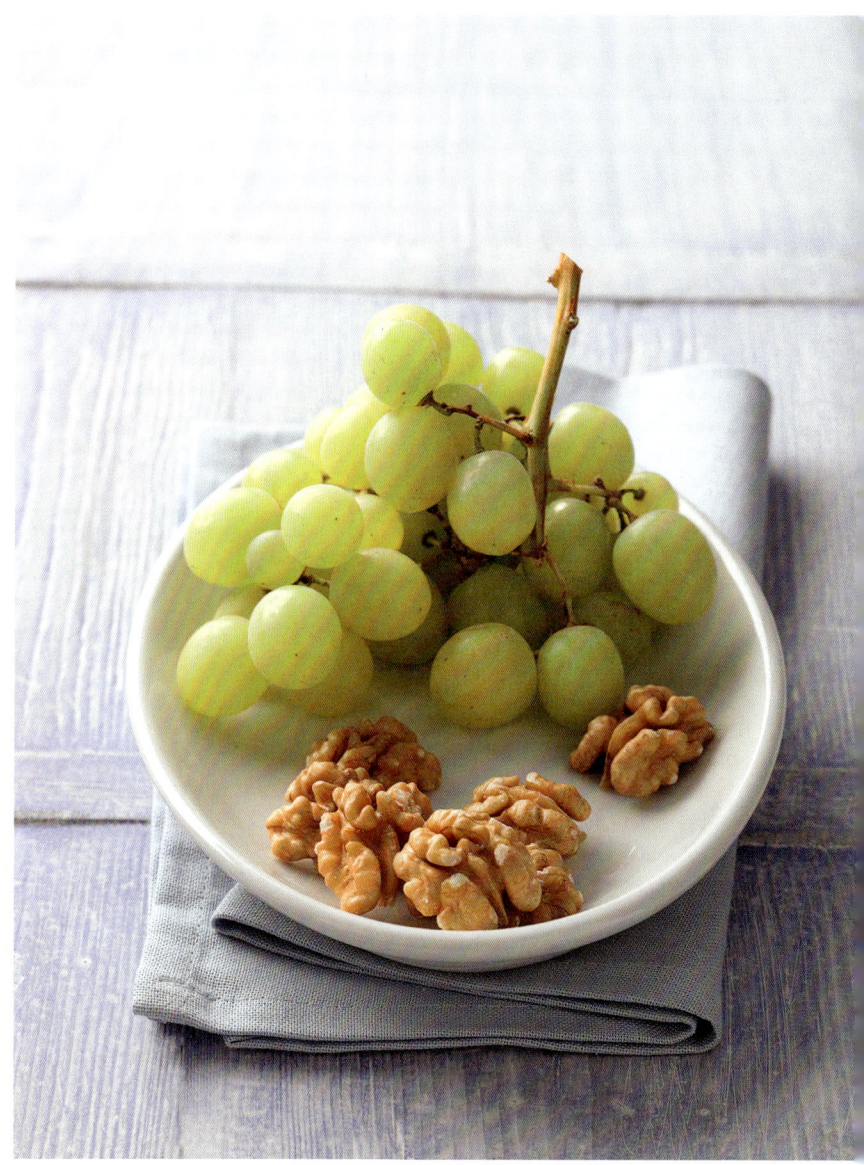

Grüne Weintrauben mit Walnüssen

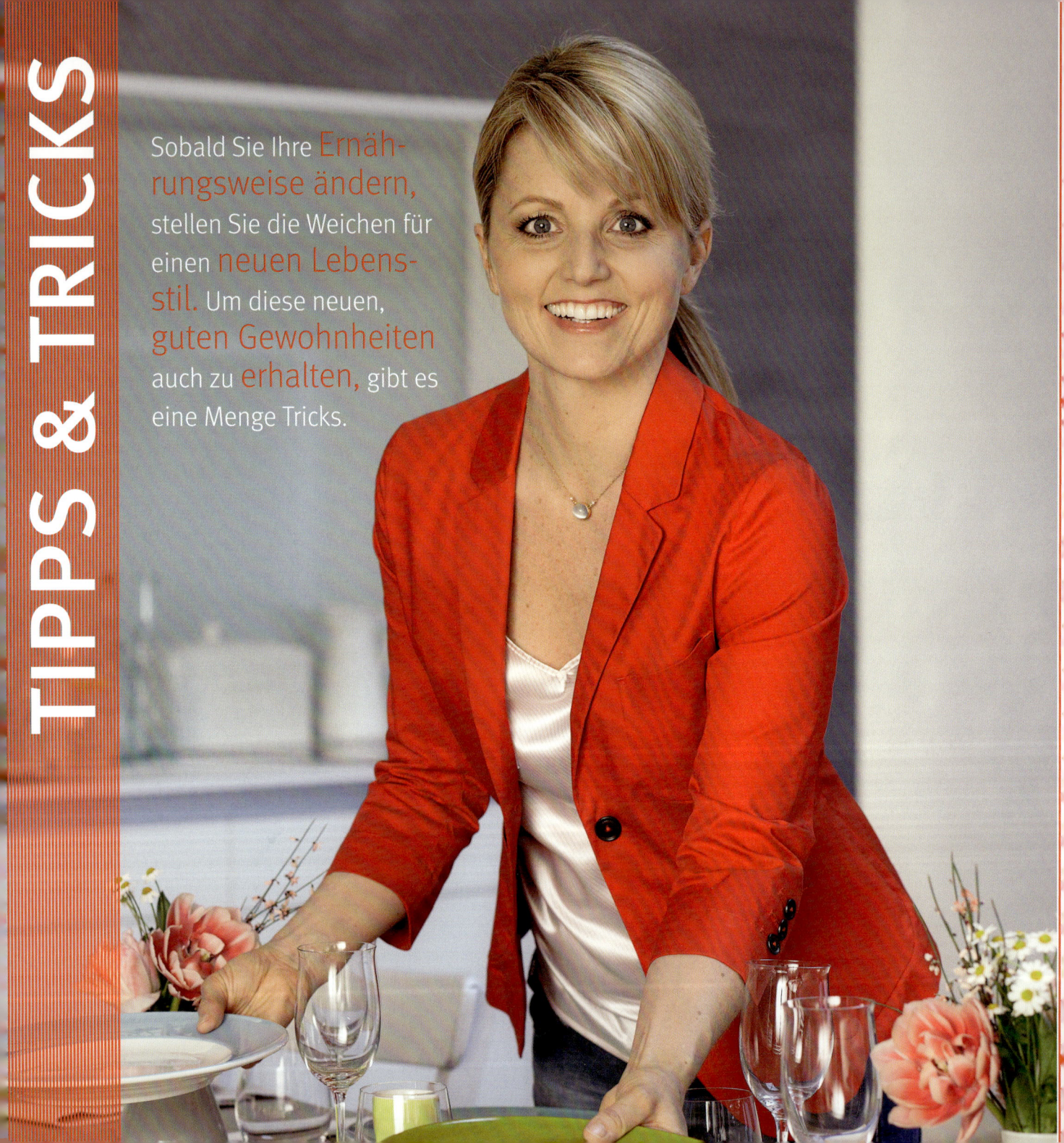

TIPPS & TRICKS

Sobald Sie Ihre Ernährungsweise ändern, stellen Sie die Weichen für einen neuen Lebensstil. Um diese neuen, guten Gewohnheiten auch zu erhalten, gibt es eine Menge Tricks.

Essen macht glücklich

Ich koche, also bin ich

Die Wissenschaft hat unsere Ernährung bis ins Kleinste zerpflückt. Andererseits zeigen uns berühmte Köche im Fernsehen, dass Kochen und Essen aus weit mehr besteht als aus der geschickten Kombination von Nährstoffen. Hier geht es auch um Geschmack, um Aromen und Wohlgefühl. Kurz: Essen und Trinken dienen nicht nur der Energieversorgung, sondern sie sind auch ein großes Stück Lebensqualität. Werfen wir einen Blick hinüber zu unseren Nachbarn in Frankreich, dem Land der Haute Cuisine. Kochen und Essen sind hier unverzichtbare Kulturtugenden. Und trotzdem oder gerade deshalb haben die Franzosen von allen Europäern am wenigsten Gewichtsprobleme und infolgedessen auch weniger Herz- und Kreislaufbeschwerden.

Genießen und schlank bleiben

Für Ernährungswissenschaftler war dies lange Zeit ein Rätsel. Schließlich ist die französische Küche durchaus auch bekannt für ihre Saucen, in denen Sahne und Crème fraîche ihren gebührenden Anteil haben. Auch das eine oder andere Glas Rotwein gehören zu einem schönen Essen unbedingt dazu. Inzwischen schiebt man einen Teil des sogenannten französischen Paradoxons – also des Phänomens einer zugleich üppigen, dabei aber nicht dick machenden Küche – unter anderem auf die wunderbare Wirkung des roten Rebensafts. Der andere Teil besteht aus einer »ausgeglicheneren Energiebilanz« unserer genussfrohen Nachbarn, sprich: Sie essen kleinere Portionen und bewegen sich mehr.

Kalorien zählen bringt nichts

Ich habe noch einen anderen Erklärungsansatz. Es liegt sicher nicht daran, dass die Franzosen Kalorien zählen und sich beim Essen sagen: »Oh, là, là, jetzt muss ich aber mal aufhören, das waren schon 723 Kilokalorien!« Werfen wir einen Blick zurück: Bis vor fünfzig Jahren gab der durchschnittliche Deutsche mehr als 20 Prozent seines monatlichen Einkommens für Essen aus. Heute sind es gerade mal 11 Prozent. Nun sind die landwirtschaftlichen Produktionsmethoden effizienter geworden und unser Essen damit günstiger im Vergleich zu den übrigen Lebenshaltungskosten.

Mehr Qualität für Ihr Leben

Aber was würden Sie sagen, wenn ich Ihnen erzähle, dass die Franzosen auch heute noch um ein Drittel mehr für Essen und Trinken ausgeben als die Deutschen und Österreicher? Es liegt sicher nicht nur daran, dass Lebensmittel in Frankreich einfach teurer sind. Vielleicht ist der Hauptgrund, dass die Franzosen sehr bewusst auf die Qualität ihrer Nahrungsmittel achten, weil Essen und Trinken eben mehr bedeuten als nur Nahrungsaufnahme und Kalorienzählen. Was lernen wir daraus? Vergessen Sie Kalorien und achten Sie auf die Qualität Ihrer Lebensmittel. Lassen Sie sich von guten Kochbüchern inspirieren und beschäftigen Sie sich mit der bunten Welt frischer Zutaten. Schließlich leben Sie davon, und Ihre Lebensqualität bemisst sich zu einem großen Teil daran, welche Qualität Sie sich für Ihre Lebensmittel wünschen.

Gut zu wissen

Richtig süßen

Wenn Sie sich die Rezepte angesehen haben, dann haben Sie sicher festgestellt, dass in den Zutatenlisten überhaupt kein Zucker oder andere Süßungsmittel, wie etwa Honig, vorkommen. Das mag Ihnen vielleicht extrem erscheinen, hat aber ganz bestimmte Gründe. Natürlich macht eine ganz kleine Menge Zucker wahrscheinlich wenig aus, aber trotzdem verzichte in meinen Mahlzeiten komplett darauf. Heben Sie sich Zucker lieber für die Gelegenheiten auf, bei denen Sie ihn dann auch richtig genießen – eben für einen 80:20-Moment. Ich bin der festen Meinung, dass gerade das »bisschen« Zucker, das man sich hier einmal über den Joghurt und da einmal in den Tee gibt, einer der schleichenden Gründe ist, warum der Appetit auf Süßes ins Uferlose wächst.

Geschmacksnerven neu sensibilisieren

Wenn Sie immer ein ganz klein bisschen Zucker (oder andere Süßungsmittel) in Ihr Essen geben, stumpft Ihr Geschmackssinn mit der Zeit leider ab. Sie brauchen dann immer mehr Zucker, um mit der Zeit den für Sie gleichen Süßungseffekt zu erzielen. Besser ist es deshalb, Sie verzichten eine Weile auf zusätzliche Süßungsmittel und genießen die gesunde Süße aus ungezuckerten Lebensmitteln.

Denn in Wirklichkeit schmecken Müsli und Quark auch ohne zusätzliche Süße süß genug – wenn Ihre Geschmacksnerven sensibel genug sind. Und genau darin liegt das Problem: Sie sind eine natürliche Süße

wahrscheinlich nicht mehr gewohnt oder waren es noch nie. Nur je mehr Sie Ihr Müsli »nur ein bisschen« zusätzlich süßen, umso mehr Zucker werden Sie nach und nach brauchen, damit Ihnen etwas schmeckt. Und schon haben wir die Ursache für eine schleichende Gewichtszunahme.

• Süßen Sie so wenig wie möglich und sparen Sie sich Ihren Zuckerkonsum für Ihre 80:20-Momente. Nutzen Sie die nächsten vier Wochen, um sich an ungesüßte Speisen und Getränke zu gewöhnen.

• Wenn Sie dann in einem 80:20-Moment etwas Süßes essen, dann nehmen Sie genau das zu sich, worauf Sie Lust haben. Egal, womit es gesüßt ist. Wenn Ihnen eher nach künstlichen Süßstoffen ist, bitte sehr. Ich finde zwar, dass natürlicher Zucker besser schmeckt, aber die Geschmäcker sind eben verschieden.

INFO

Vielleicht haben Sie schon von **Stevia** gehört, einer Pflanze, deren Blätter sehr süß schmecken. Das **Süßkraut aus Paraguay** produziert in seinen Blättern Inhaltsstoffe, die **300-mal süßer sind als Fabrikzucker.** Im Gegensatz zu anderen natürlichen Süßstoffen, die wie zum Beispiel der Fruchtzucker als Zuckerersatz verwendet werden, besitzt Stevia **fast keine Kalorien** und **verursacht auch keine Karies.** Klingt zu schön, um wahr zu sein? Nur bringt auch Stevia Ihre Geschmacksnerven dazu, nur noch Süßes zu akzeptieren – und die Lust auf mehr wächst und wächst …

Mit der Faustformel auswärts essen

Die Faustformel ist unter anderem deswegen so erfolgreich, weil man sie praktisch überall anwenden kann. Aber: Wenn Sie eingeladen sind, dann sollten Sie vor allem eines sein: ein guter Gast. Freuen Sie sich, dass sich jemand die Mühe macht, Ihnen etwas Leckeres zu kochen, und genießen Sie die Gelegenheit mit Freunden.

• Halten Sie sich, so gut Sie können, an die Faustformel. Gibt es Fleisch oder Fisch und dazu verschiedene Beilagen, dann versuchen Sie eben Kartoffeln, Nudeln oder Reis auf eine Faustgröße zu beschränken und so viel Gemüse auf dem Teller zu haben wie möglich. Von der Nachspeise können Sie ruhig ein oder zwei Löffel kosten, das macht nicht viel aus.

• Oder Sie machen einen 80:20-Moment aus Ihrer Essenseinladung. Wenn Ihre Bekannten so kochen, dass man die Faustformel nur unter größten Schwierigkeiten einhalten kann, weil es zum Beispiel Pasta mit einer Sahnesauce, Pizza oder einen tollen Risotto gibt, dann genießen Sie doch einfach den Moment und machen dafür morgen wieder in alter Frische weiter. Ich verspreche Ihnen, sofern Sie nicht mehrmals pro Woche über die Stränge schlagen, wird das Ihrer Gesundheit und Ihrer Figur nichts anhaben. Sie werden vielleicht ein bisschen langsamer abnehmen, aber dafür haben Sie mehr Spaß im Leben. Und das ist viel wichtiger. Nur so erreichen Sie Ihr Wunschgewicht auch langfristig.

• Wenn Ihre Freunde flexibel sind und Sie unbedingt die Faustformel einhalten möchten, weil Sie sich zum Beispiel öfter zum Essen treffen, dann bieten Sie doch an, bei der Menüauswahl und beim Kochen zu helfen. Das macht Spaß, und Sie erreichen eine gewisse Kontrolle darüber, was auf den Tisch kommt. Gute Freunde freuen sich darüber – und Sie gewinnen dadurch unter Umständen sogar »Mitstreiter«.

• Wenn Sie selbst Freunde zum Abendessen einladen, können Sie auch entweder einen 80:20-Anlass daraus machen, oder aber Sie kochen auch jetzt nach der Faustformel. Das geht ganz einfach, und ich verspreche Ihnen, es fällt niemandem auf – und wenn, dann nur positiv! Wie wäre es zum Beispiel als Vorspeise mit einem Rucolasalat mit Walnüssen und Birnen oder gegrilltem Spargel mit einer Vinaigrette (oder wenn es draußen kalt ist, auch einer feinen Kürbiscremesuppe)? Als Hauptgang gibt es ein Brathähnchen oder einen Lammbraten mit Ofenkartoffeln und Möhrengemüse oder Ofenröstgemüse. Zum Dessert reichen Sie eine Nachspeise Ihrer Wahl, von der Sie ruhig auch ein oder zwei Löffel genießen können. Das ist natürlich nur ein Vorschlag – es gibt endlos viele Möglichkeiten, Ihre Gäste nach der Faustformel zu verwöhnen.

• Ganz wichtig: Wenn Sie wissen, dass Sie eingeladen sind und es wahrscheinlich ein 80:20-Abend werden wird, dann »sparen« Sie auf keinen Fall darauf hin, indem Sie vorher wenig oder nichts essen. Und, noch schlimmer: »Bestrafen« Sie sich nicht am nächsten Tag, indem Sie einen Fasttag einlegen. Wenn Sie überhaupt keinen Hunger haben, dann ist es schon okay, einmal weniger zu essen, aber vor allem in den ersten Wochen oder Monaten des Programms sollten Sie auf keinen Fall Mahlzeiten auslassen. Essen Sie dann wenigstens eine Kleinigkeit.

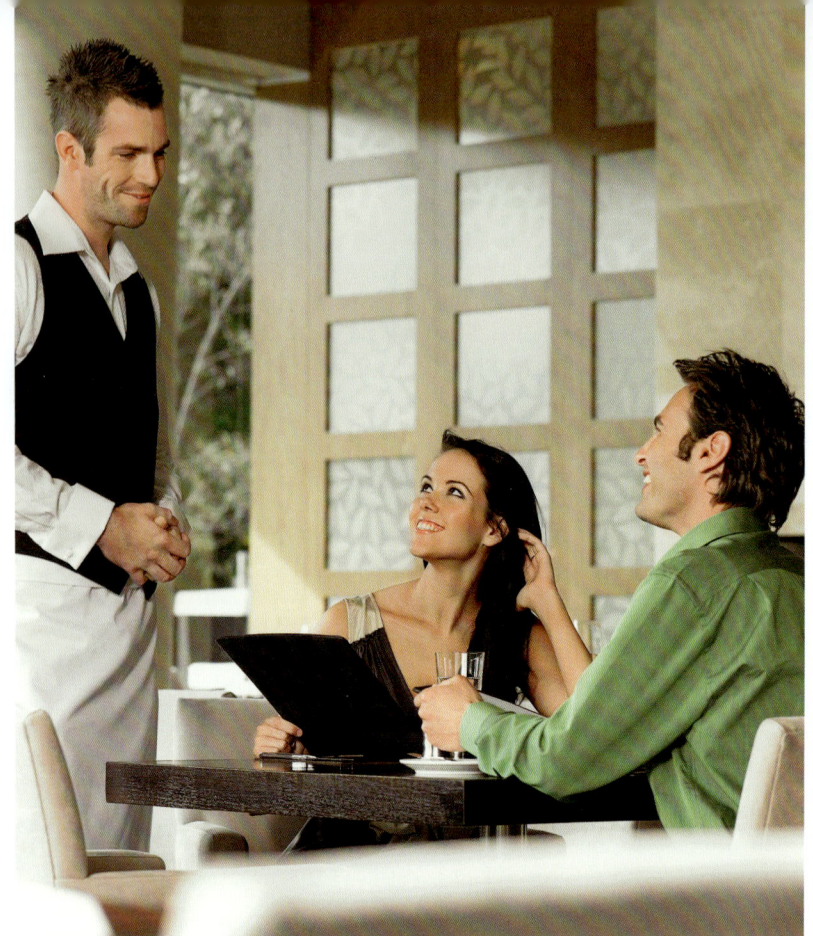

Im Restaurant

Wie immer gilt auch hier die Faustformel. Das geht meist recht einfach, oder es gibt zumindest einen akzeptablen Kompromiss. Meistens sind die Fleischportionen vor allem in Traditionsgaststätten mit »typisch« deutscher Küche im Restaurant ein wenig zu groß, genauso wie die »Stärkefaust«, also Kartoffeln, Reis etc. Die Gemüseportionen fallen dafür extra klein aus. Sie könnten also entweder eine kleinere Portion des Wunschgerichts bestellen oder Sie lassen vom Fleisch und den Kartoffeln ein wenig übrig. Oder

Sie essen ausnahmsweise mal ein bisschen mehr Fleisch und halten Sie sich aber trotzdem bei den Kartoffeln zurück. Dazu bestellen Sie noch einen Blattsalat. Selbst wenn Sie das bei einem Geschäftsessen machen, wird niemandem auffallen, dass Sie gerade abnehmen wollen. Wenn es bei Ihnen üblich ist, dass man auch bei einem Geschäftsessen Alkohol trinkt, dann bestellen Sie sich ruhig ein Glas Wein und nippen daran. Trinken Sie aber auf jeden Fall viel Wasser dazu. Die Nachspeise lassen Sie aus. Wenn Sie mit guten Freunden unterwegs sind, können Sie sich ja ein Dessert teilen. So haben Sie auch das Geschmackserlebnis und müssen auf nichts verzichten.

Richtig bestellen mit der Faustformel

Ihre Bestellung könnte folgendermaßen aussehen:
• Eine Rindsroulade mit einer Faustgröße Kartoffelpüree, dazu eine Faustgröße Brokkoli und einen kleinen Blattsalat (ca. 1 Faustgröße; es darf aber auch gerne mehr sein). Beim Gemüse gilt: Mindestens 2 Faustgrößen: Vom Brokkoli und Salat dürfen Sie also essen, so viel Sie wollen.

• Hähnchenwok mit viel Gemüse und Reis. Achten Sie darauf, dass Sie auf mindestens zwei Faustgrößen Gemüse beim Wokgericht kommen und dass Sie nicht mehr als eine Faustgröße Reis dazu essen. Besser ist es, wenn der Reis ungeschält ist. Ideal ist ungeschälter Langkornreis, weil der langsam aufgespalten wird, den Blutzuckerspiegel gemächlich steigen lässt und Ihnen gleichmäßiger Energie liefert.

• Bohneneintopf mit viel Gemüse. Hier liefern die Bohnen das Eiweiß. Aber nachdem Bohnen von Natur aus auch viele stärkehaltige Kohlenhydrate enthalten, liefern sie im Grunde beides. Die Bohnenmenge sollte etwa faustgroß sein, die Gemüsemenge mindestens doppelt so reichlich bemessen. Wer mag, kann auch noch ein Stück (Vollkorn-)brot dazu essen, das liefert ebenfalls stärkehaltige Kohlenhydrate und ergibt in Kombination mit den Hülsenfrüchten eine hervorragende Eiweißqualität.

Natürlich können Sie aus Ihrem Restaurantbesuch auch einen 80:20-Moment machen. Aber das Schöne ist: Sie haben die Wahl und können nach Belieben Ihr Programm unterbrechen.

- Sie möchten gerne den Lachs essen, zu dem Reisnudeln und ein wenig Gemüse serviert werden. Wir können davon ausgehen, dass die Gemüseportion viel zu klein sein wird. Dafür ist die Reisnudelportion wahrscheinlich ein wenig zu groß. Bestellen Sie sich also als Vorspeise einfach einen kleinen Blattsalat (ca. 1 ½ Faustgrößen) und lassen Sie von den Reisnudeln das übrig, was mehr als Ihrer Faustgröße entspricht.

- Auf einem Grillfest: Sie nehmen sich ein Kotelett oder ein ähnlich großes Stück Fleisch, dazu eine faustgroße Folienkartoffel und einen sehr großen Salat. Hier haben Sie die freie Wahl. Verzichten sollten Sie nur auf Kartoffel- oder Maissalat. Wenn Sie lieber ein Stück Brot zum Fleisch essen möchten, dann lassen Sie eben die Kartoffeln weg. Sauce, z. B. Quarkcreme zu den Kartoffeln oder ein wenig Currysauce oder Senf zum Fleisch, sind natürlich erlaubt.

INFO

Es gibt Studien, die zeigen, dass es durchaus gesund sein kann, **ein kleines Glas Alkohol** am Tag zu trinken. Bei einer solchen Menge handelt es sich um ein $^1/_8$ **Liter Wein, 0,3 Liter Bier** oder **2 cl Schnaps.** Und nicht nur Rotwein werden diese positiven Eigenschaften unterstellt! Trotzdem handelt es sich bei Alkohol in jedem Fall um sogenannte **leere Kalorien,** die wie bestimmte Fette die Speicherdepots füllen. Ob und wie schnell Sie also mit einem **gelegentlichen Genussgläschen** abnehmen, ist individuell verschieden. Wenn Sie gerne hin und wieder ein Glas Wein trinken, dann probieren Sie es einfach einmal aus. Das zweite Glas Wein und jede Art von Bier (auch alkoholfreies!) zählt aber in jedem Fall zu den **80:20-Momenten.** Bier lässt den Blutzucker schneller ansteigen und ist daher beim Abnehmen nicht besonders hilfreich.

Wenn es schnell gehen muss

Wer viel unterwegs ist, kommt oft nicht dazu, sich Essen mitzunehmen oder vorzukochen. Und für Restaurants bleibt oft auch nicht die Zeit. Nicht zuletzt ist Letzteres immer eine Frage des Budgets. Natürlich ist es ideal, wenn Sie regelmäßig frisch zubereitete Mahlzeiten essen. Sie werden damit auch schneller zum gewünschten Ergebnis kommen. Aber machen Sie sich keinen Stress, wenn das bei Ihnen einfach nicht möglich ist. Sie können Ihr Abnehmprogramm nur so gut gestalten, wie es Ihre Lebensumstände erlauben. Und was Sie dabei nicht gebrauchen können, ist Stress.

Fast Food und Faustformel?

- Versuchen Sie auch, sich beim Metzger, Bäcker oder der Frischetheke im Supermarkt eine Mahlzeit nach der Faustformel zusammenzustellen. In vielen

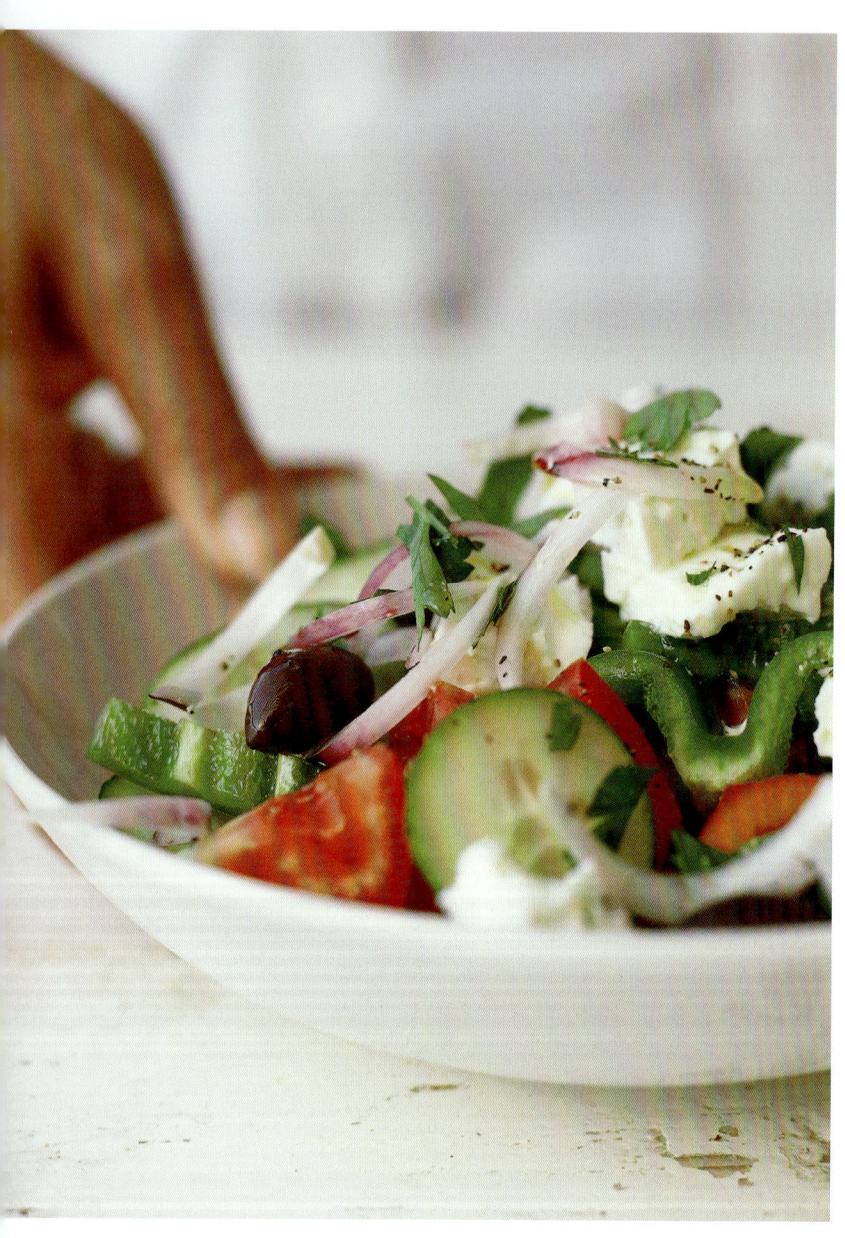

Supermärkten gibt es fertige Blatt- oder gemischte Salate. Kombinieren Sie dazu Schafskäse oder einen Becher Hüttenkäse, in Würfel geschnittenen mageren Käse, eine Kugel gewürfelten Light-Mozzarella, eine Dose abgetropften Fisch (z. B. Makrelen oder Sardinen), ein bisschen Räucherlachs oder Räucherforelle oder eine kleine Dose abgetropfte Bohnen oder Kichererbsen. Wenn der Salat viel Mais oder Kartoffeln enthält, dann zählt das schon zu Ihrer Stärkefaust. Sonst können Sie ein Vollkornbrötchen oder ein bis zwei Scheiben (Vollkorn-)Knäckebrot dazu essen. Oder Sie kaufen sich ein fertig belegtes Brötchen (z. B. ausnahmsweise mit magerem Schinken oder Putenaufschnitt) und dazu zwei Handvoll Möhren, Radieschen, Paprika oder andere Gemüserohkost.

• Wenn es dann schon ein Besuch in einem Fast-Food-Restaurant sein muss, dann achten Sie darauf, dass die Mahlzeit so weit als möglich der Faustformel entspricht. Vermeiden Sie Frittiertes! Greifen Sie also zu Wraps oder großen Salaten mit Hähnchenbrust- oder Putenstreifen. Bevor Sie sich für einen Döner entscheiden, essen Sie lieber eine Falafel, auch wenn die Kichererbsenbällchen frittiert sind. Aber die Kombination von pflanzlichem Eiweiß (Kichererbsen), Weizen (im Fladenbrot) und Gemüse ist einfach unschlagbar – und unschlagbar köstlich! Auch ein Stück Grillhähnchen mit Kartoffelsalat – Achtung: nicht mehr als eine Faustgröße Kartoffeln! – ist eine gute Möglichkeit. Hauptsache, Sie schaffen es, zwei Fäuste Gemüse unterzubringen. Vielleicht kaufen Sie sich noch einen großen Bund Radieschen und eine Salatgurke im Supermarkt, wenn kein Salat zu bekommen ist. Sie sehen schon, lassen Sie Ihre Fantasie ein bisschen walten. Möglichkeiten gibt es viele.

Wenn die Gewichtsabnahme auf einmal stockt, ...

... können verschiedene Ursachen dahinterstecken:

• Das Gewicht fiel anfangs, jetzt tut sich nichts mehr: Es scheint relativ normal zu sein, dass nach ca. drei Wochen vor allem bei Frauen einige Zeit keine Gewichtsabnahme mehr stattfindet. Hat sich Ihr Gewicht anfangs in die richtige Richtung bewegt, dann machen Sie einfach so weiter wie vorher und haben Sie Geduld. In den meisten Fällen geht es nach einigen Tagen, spätestens einer Woche wieder weiter. Oft verbergen sich dahinter hormonelle Ursachen.

• Die Portionen sind zu groß. Rezepte zu erfinden, bedeutet immer, eine »durchschnittliche« Portion für einen »durchschnittlichen« Menschen zu berechnen. Aber keiner von uns ist Durchschnitt. Sollten Sie immer das Gefühl haben, die Portionen sind viel zu groß für Sie, dann hören Sie genau in sich hinein und essen Sie nur so viel, bis Sie satt sind. Passen Sie die Mengen in den Rezepten bitte entsprechend an. Aber Achtung: Hier geht es wirklich nur um die Fälle, die das Gefühl haben, regelmäßig viel zu viel am Teller und beim besten Willen nicht so viel Hunger zu haben.

• Sie haben schon mehrere Diäten hinter sich. Ihr Körper ist jetzt so auf Sparen programmiert, dass er mit einer normalen Menge an Nahrung momentan nicht mehr richtig umgehen kann und sofort alle Extrakalorien speichert. In diesem Fall sollten Sie vermehrt darauf achten, dass Sie lieber öfter kleinere Portionen zu sich nehmen. Beginnen Sie jede Mahlzeit mit einer kleinen Portion Eiweiß und verkleinern Sie am Anfang ein wenig die Stärkefaust. Im 4-Wochen-Plan reduzieren Sie für die erste Zeit die stärke-haltigen Kohlenhydrate in den Rezepten ein bisschen. Aber lassen Sie sie auf keinen Fall völlig weg.

• Es liegt eine versteckte Nahrungsunverträglichkeit vor. Unerkannte Nahrungsmittelallergien oder -intoleranzen sind meiner Erfahrung nach die häufigste Ursache, warum es manchen Menschen besonders schwer fällt, abzunehmen. Ich habe viele Fälle erlebt, wo sich jahrelang bei allen Bemühungen kaum etwas am Gewicht verändert hat. Sobald die unverträglichen Nahrungsmittel weggelassen wurden, purzelten die Pfunde ganz schnell. Suchen Sie in diesem Fall Ihren Hausarzt oder einen Allergologen auf. Anzeichen könnten sein: unerklärliche Verdauungsprobleme wie Blähungen, Durchfall oder Verstopfung, Schmerzen, z. B. Gelenksschmerzen oder Migräne, Hautprobleme oder Wassereinlagerungen im Gewebe. Mehr Information finden Sie dazu im Internet (siehe Adressen, Seite 116).

• Sie stehen unter Stress. Stresshormone machen uns immer noch hungriger und lassen uns vermehrt nach Süßigkeiten greifen. Es gibt Menschen, die automatisch abnehmen, wenn Sie gestresst sind. Die meisten von uns beginnen aber bei ständiger Überlastung eher zuzunehmen. Abgesehen von anderen Stressreduktionsmaßnahmen wie beispielsweise Spazierengehen oder Entspannungsübungen setzt es Ihrem Körper ein positives Signal, wenn Sie öfter eine Kleinigkeit zwischendurch essen. Nehmen Sie sich dann aber bewusst ein paar Minuten Zeit, setzen Sie sich in Ruhe hin und lesen oder telefonieren Sie dabei nicht. Auch der Computer und der Fernseher sollten aus sein. Atmen Sie tief durch und genießen Sie Ihre Mahlzeit und Ihre fünf Minuten Ruhe.

Wenn Sie dauerhaft unter Stress stehen, ist es für Sie auch besonders wichtig, rechtzeitig zu frühstücken. Denn sonst beginnt Ihr Körper verstärkt Stresshormone auszuschütten, und die Situation wird weiter verschlimmert. Idealerweise sollten Sie spätestens zwei Stunden nach dem Aufstehen und möglichst nicht später als um 9 Uhr morgens frühstücken. Hilfreich beim Stressausgleich ist auch Bewegung – wie etwa ein kurzer Spaziergang in der Mittagspause.

• Es liegt eine hormonelle Ursache zugrunde. Viele Frauen kennen das: In der zweiten Zyklushälfte bewegt sich der Zeiger der Waage ohne viel Zutun unweigerlich nach rechts. Die reiferen Damen hingegen wissen, dass sie nach ihren Wechseljahren besonders auf ihr Gewicht aufpassen müssen. Schuld daran sind immer die Hormone. Und weil wir durch diese ein wenig zunehmen, schütten die Fettzellen dann gleich noch mehr Hormone aus, die diese Spirale noch verstärken. Ein Teufelskreis. Die perfekte Lösung für diese Problem gibt es nicht, dafür ist jede Frau zu unterschiedlich. Aber eines ist klar: Vollwertige, naturbelassene Nahrungsmittel mit viel Vollkorn, außerdem reichlich Hülsenfrüchte und dazu ein ausgeglichener

INFO

Natürlich können auch **bestimmte Krankheiten das Abnehmen erschweren,** indem sie den **Stoffwechsel beeinträchtigen**. Wenn Sie sich nicht sicher sind oder sich Ihr Gewicht in letzter Zeit aus unerklärter Ursache stark verändert hat, dann sollten Sie unbedingt einen Arzt oder Endokrinologen aufsuchen.

Insulinspiegel, können viel dazu beitragen, Ihren Hormonspiegel und damit auch Ihr Gewicht in den Griff zu bekommen. Und all das ist bereits Teil der Walleczek-Methode. Sollten also die Hormone ein Grund dafür sein, warum Sie sehr langsam abnehmen, dann haben Sie Geduld. In ein paar Wochen sollte sich das zumindest verbessert haben. Sie können zusätzlich versuchen, pro Tag 1 bis 2 EL Leinsamen, am besten leicht geschrotet, zu essen. Das kann dabei helfen, die Hormone wieder ins Gleichgewicht zu bringen.

• Sie schlafen zu wenig. Schlafmangel erhöht den Pegel an Stresshormonen in Ihrem Körper, was Sie dazu bringt, mehr Süßigkeiten zu essen. Das entspannt kurzfristig, macht Sie aber noch müder. Außerdem lässt Sie Stress schlechter schlafen, was das Ganze noch verstärkt. In manchen Situationen, z. B. wenn Sie sehr kleine Kinder haben, werden Sie nicht viel an der Situation machen können. Aber ein paar kleine Veränderungen könnten helfen: Versuchen Sie, spätestens um 22 Uhr im Bett zu liegen, und stehen Sie morgens immer um die gleiche Zeit auf. Schlafen Sie nicht vor dem Fernseher ein. Wenn Sie zu Durchschlafstörungen neigen und mitten in der Nacht aufwachen, essen Sie vor dem Schlafengehen noch eine Kleinigkeit: ein paar Bissen kohlenhydrathaltige Lebensmittel (Knäckebrot, ein Stück Obst) und dazu ein wenig Eiweiß (ein Stück Käse, Nussmus, ein paar Nüsse). Bei stärkeren und länger anhaltenden Schlafstörungen sollten Sie professionelle Hilfe in Anspruch nehmen. Ihr Hausarzt kann Sie auch an einen Schlafmediziner überweisen.

• Menschen sind verschieden. Ich glaube, es gibt kein Ernährungsprogramm, das für jeden funktioniert. Auch wenn ich noch keinen Menschen getroffen habe, bei dem die Walleczek-Methode nicht funktioniert hat. Nur wenn Sie es nicht schaffen, sich an den neuen Rhythmus zu gewöhnen, dann wird es schwierig. Geben Sie dem Programm eine Chance. Wenn es nicht zu Ihnen passt, dann probieren Sie etwas anderes.

Das kleine Plus: Bewegung

Sport ist wichtig, aber nicht unbedingt, um erfolgreich abzunehmen. Mir geht es überhaupt nicht darum, Ihren Stoffwechsel anzukurbeln oder mehr Kalorien zu verbrennen. Das klingt schon so deprimierend, dass man gleich den ganzen Spaß daran verliert. Aber es steht außer Zweifel, dass Menschen, die sich regelmäßig bewegen, gesünder sind – und dass Sport beim Abnehmen zumindest hilft. Für diejenigen, denen jetzt schon beim Gedanken daran graut: Es wurde außerdem in Studien gezeigt, dass nur die Ernährung alleine beim Abnehmen effektiv ist. Nur Sport bringt dabei herzlich wenig. Am besten ist aber natürlich die Kombination von Bewegung und gesundem Essen. Regelmäßige körperliche Aktivität wirkt sich aus auf unseren Stoffwechsel, die Verdauung, das Immunsystem, aber auch auf die Stimmung.

Fit genug für Sport?

Ich stelle oft fest, dass viele Menschen einfach zu müde für das Sportprogramm sind, das sie sich vorgenommen haben. Das liegt nicht zuletzt an ihrer bisherigen Ernährung. Wenn Sie sich also am Anfang noch so gar nicht für Sport aufraffen können – machen Sie sich keinen Stress. Sie werden auch so erste Erfolge haben. Wenn Sie dann die Heißhungeranfälle im Griff haben, die Nachmittagstiefs eine Sache der Vergangenheit sind, dann können Sie sich nach und nach Ihrer Bewegung widmen. Zwei wichtige Punkte:

• Bauen Sie generell mehr Bewegung in den Alltag ein. Ja, dazu gehört auch das klassische: »Nehmen Sie die Treppen anstatt den Lift«, aber auch andere Dinge wie: »Steigen Sie eine Station früher aus der U-Bahn oder dem Bus und gehen Sie ein Stück zu Fuß«. Seien Sie einfach im Alltag schwungvoller und gehen Sie mit Elan an die Sache. Erledigen Sie Ihre Hausarbeiten mit Energie und Schwung. Putzen und Gartenarbeit bringen Herz und Kreislauf in Schwung. Legen Sie einen flotteren Schritt zu, bringen Sie einfach allgemein mehr Schwung in Ihr Leben. Und wenn Sie sich dabei albern vorkommen, dann lachen Sie – auch das ist nachweislich gesund.

Machen Sie Sport, weil er Ihnen Spaß macht, nicht, weil er »gut« für sie ist.

• Suchen Sie sich eine Sportart, die Ihnen Spaß macht. Wenn Joggen und Nordic Walken nicht Ihr Ding sind und Sie sich eher mit Yoga oder Wandern anfreunden können, dann machen Sie nur das, was sich für Sie gut anfühlt. Denn Sie werden nur das öfter tun, was Ihnen auch Spaß macht. Die Walleczek-Methode ist, wie Sie wissen, unter anderem dazu da, Ihnen beizubringen, wieder auf die Zeichen Ihres Körpers hören zu können. Am Anfang brauchen Sie zu diesem Zweck vielleicht ein paar Regeln. Das heißt, Sie versuchen zu bestimmten Terminen etwas für sich zu tun, wie etwa jeden Abend spazieren zu gehen. Aber das eigentliche Ziel sollte sein, dass Sie so ins Gleichgewicht kommen, dass Ihnen Ihr Körper sagt, was er braucht. Mit der Zeit machen Sie es automatisch richtig machen, wenn Sie nur auf sich hören.

Zum Nachschlagen

Bücher, die weiterhelfen

Weitere Bücher der Autorin:

Die Walleczek-Methode – Ohne Diät zum Wunschgewicht, Verlag Carl Ueberreuter

Die Walleczek-Methode – Das Kochbuch Verlag Carl Ueberreuter

Die Walleczek-Methode für Ihr Kind – Richtig essen leicht gemacht, Verlag Carl Ueberreuter

Hörbücher:

Die Walleczek-Methode – Das 4-Wochen-Programm für Frühjahr/Sommer, Universal Music Austria

Schlank und fit durch Herbst und Winter – Das 4-Wochen-Programm, Universal Music Austria

Bücher aus dem GRÄFE UND UNZER Verlag

Adam, Prof. Dr. O.; Braun, Dr. Y.: **Die Zucker-Fett-Falle**

Beetz, A.: **Die richtige Ernährung bei Bluthochdruck, Übergewicht, Diabetes, Gicht, Cholesterin**

Bimbi-Dresp, M.: **Pilates. Mit Übungs-DVD**

Bopp, A.; Breitkreuz, Dr. T.: **Bluthochdruck typgerecht senken**

Burger, D.: **Sofa-Workout**

Elmadfa, Prof. Dr. I.; Muskat, Prof. Dr. E.; Fritzsche, D.: **E-Nummern und Zusatzstoffe**

Frädrich, Dr. S.: **Die einfachste Diät der Welt**

Fritzsche, D.: **Diabetes. Der Ernährungskompass**

Fritzsche, D.: **Nahrungsmittelintoleranzen. Laktose, Fruktose, Histamin**

Grasberger, Dr. med. D.: **Autogenes Training. Mit Übungs-CD**

Grillparzer, M.: **Die neue GLYX-Diät**

Grillparzer, M.: **Fatburner. So einfach schmilzt das Fett weg**

Heizmann, P.: **Ich bin dann mal schlank – Das Erfolgsprogramm**

Hofmann, Dr. I.: **Schlank ab 40**

Lützner, Dr. med. H.: **Wie neugeboren durch Fasten**

Schaenzler, Dr. N.; Koppenwallner, Dr. med. C.: **Magen und Darm natürlich behandeln**

Söder, S.; Schlösser, P.: **WoYo – Der leichteste Einstieg in den Yoga**

Trökes, A.: **Yoga. Mehr Energie und Ruhe. Mit Übungs-CD**

Vormann, Prof. Dr. J.; Wiedemann, C.: **Der Lebensmittel-IQ**

Waesse, H.; Kyrein, M.: **Yoga für Einsteiger**

Winkler, N.: **Bauch, Beine, Po intensiv**

Wolf, D.: **Übergewicht und seine seelischen Ursachen**

Adressen, die weiterhelfen

Internetadressen:

www.faustformel.com – Offizielle Homepage von Sasha Walleczek mit Terminen, Kilogrammzähler (aller abgenommen Kilos), Information zu Allergien etc.

www.facebook.com/SashaWalleczek Sasha Walleczek auf facebook

Kontakt:

Ernährungsinstitut Walleczek GmbH Millergasse 40/5 A-1060 Wien Tel: (+43) (0) 664/851 558 0 www.walleczek.at

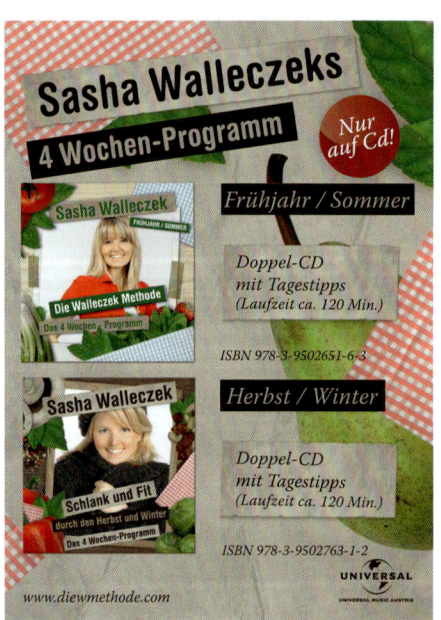

Rezeptregister

Zum Nachschlagen

Sachregister

Impressum

Projektleitung: Sarah Fischer

Lektorat: Anna Cavelius

Bildredaktion: Henrike Schechter

Satz: Christopher Hammond

Layout und Umschlaggestaltung: independent Medien-Design, Horst Moser, München

Herstellung: Markus Plötz

Lithos: Repro Ludwig, Zell am See

Druck und Bindung: Firmengruppe APPL, Wemding

ISBN 978-3-8338-1977-3

1. Auflage 2010

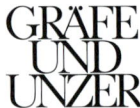

GRÄFE UND UNZER

Ein Unternehmen der
GANSKE VERLAGSGRUPPE

Fotoproduktionen:

Rezepte: KRAMP + GÖLLING Fotodesign (Innenteil)

People: Johannes Rodach (Cover re., Innenteil)

Weitere Fotos:

Corbis: S. 12, S. 17, S. 18, S. 20, S. 110; Getty: S. 2 oben li., S. 3 unten re., S. 112; Imago: S. 13; Mauritius: S. 11; Photocuisine: Cover li.; Stockfood: S. 8, S.14, S. 23, S. 24, S. 26

Syndication: www.jalag-syndication.de

Illustration: Shutterstock

Umwelthinweis

Dieses Buch wurde auf chlorfrei gebleichtem Papier gedruckt. Um Rohstoffe zu sparen, haben wir auf Folienverpackung verzichtet.

Wichtiger Hinweis

Die Gedanken, Methoden und Anregungen in diesem Buch stellen die Meinung bzw. Erfahrung der Verfasserinnen dar. Sie wurden von der Autorin nach bestem Wissen erstellt und mit größtmöglicher Sorgfalt geprüft. Sie bieten jedoch keinen Ersatz für persönlichen kompetenten medizinischen Rat. Jede Leserin, jeder Leser ist für das eigene Tun und Lassen auch weiterhin selbst verantwortlich. Weder Autorin noch Verlag können für eventuelle Nachteile oder Schäden, die aus den im Buch gegebenen praktischen Hinweisen resultieren, eine Haftung übernehmen.

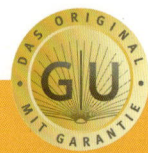

DAS ORIGINAL MIT GARANTIE · GU

Unsere Garantie

Alle Informationen in diesem Ratgeber sind sorgfältig und gewissenhaft geprüft. Sollte dennoch einmal ein Fehler enthalten sein, schicken Sie uns das Buch mit dem entsprechenden Hinweis an unseren Leserservice zurück. Wir tauschen Ihnen den GU-Ratgeber gegen einen anderen zum gleichen oder ähnlichen Thema um.

Liebe Leserin und lieber Leser,

wir freuen uns, dass Sie sich für ein GU-Buch entschieden haben. Mit Ihrem Kauf setzen Sie auf die Qualität, Kompetenz und Aktualität unserer Ratgeber. Dafür sagen wir Danke! Wir wollen als führender Ratgeberverlag noch besser werden. Daher ist uns Ihre Meinung wichtig. Bitte senden Sie uns Ihre Anregungen, Ihre Kritik oder Ihr Lob zu unseren Büchern. Haben Sie Fragen oder benötigen Sie weiteren Rat zum Thema? Wir freuen uns auf Ihre Nachricht!

Wir sind für Sie da!
Montag–Donnerstag: 8.00–18.00 Uhr; Freitag: 8.00–16.00 Uhr
Tel.: 0180 - 5 00 50 54*
Fax: 0180 - 5 01 20 54*
E-Mail: leserservice@graefe-und-unzer.de

*(0,14 €/Min. aus dem dt. Festnetz/ Mobilfunkpreise maximal 0,42 €/Min.)

P.S.: Wollen Sie noch mehr Aktuelles von GU wissen, dann abonnieren Sie doch unseren kostenlosen GU-Online-Newsletter und/oder unsere kostenlosen Kundenmagazine.

GRÄFE UND UNZER VERLAG
Leserservice
Postfach 86 03 13
81630 München